fit my face
23가지 컨셉
메이크업 북

Fit my face,
23가지 컨셉 메이크업북

—

2018년 9월 20일 1판 1쇄 인쇄
2018년 10월 5일 1판 1쇄 발행

—

지은이 박상은
펴낸이 이상훈
펴낸곳 책밥
주소 03986 서울시 마포구 동교로23길 116 3층
전화 번호 070-7882-2311
팩스 번호 02-335-6702
홈페이지 www.bookisbab.co.kr
등록 2007.1.31. 제313-2007-126호

—

기획·진행 기획2팀 박미정, 김다빈
디자인 디자인허브 한정수
교정교열 임영주

—

ISBN 979-11-86925-51-5 (13590)
정가 17,500원

책밥은 (주)오렌지페이퍼의 출판 브랜드입니다.

이 도서의 국립중앙도서관 출판예정도서목록(CIP)은 서지정보유통지원시스템 홈페이지
(http://seoji.nl.go.kr)와 국가자료종합목록시스템(http://www.nl.go.kr/kolisnet)에서
이용하실 수 있습니다. (CIP제어번호 : CIP2018029969)

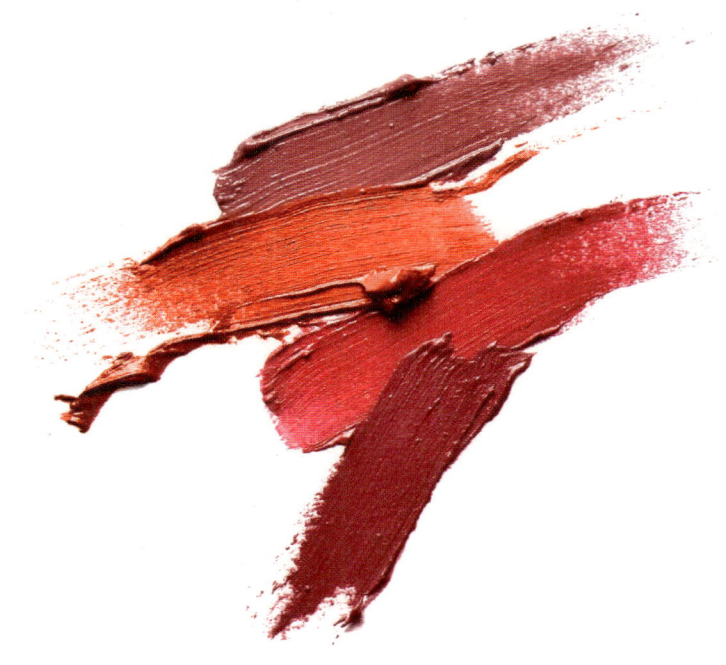

fit my face
23가지 컨셉
메이크업 북

박상은 지음

책밥

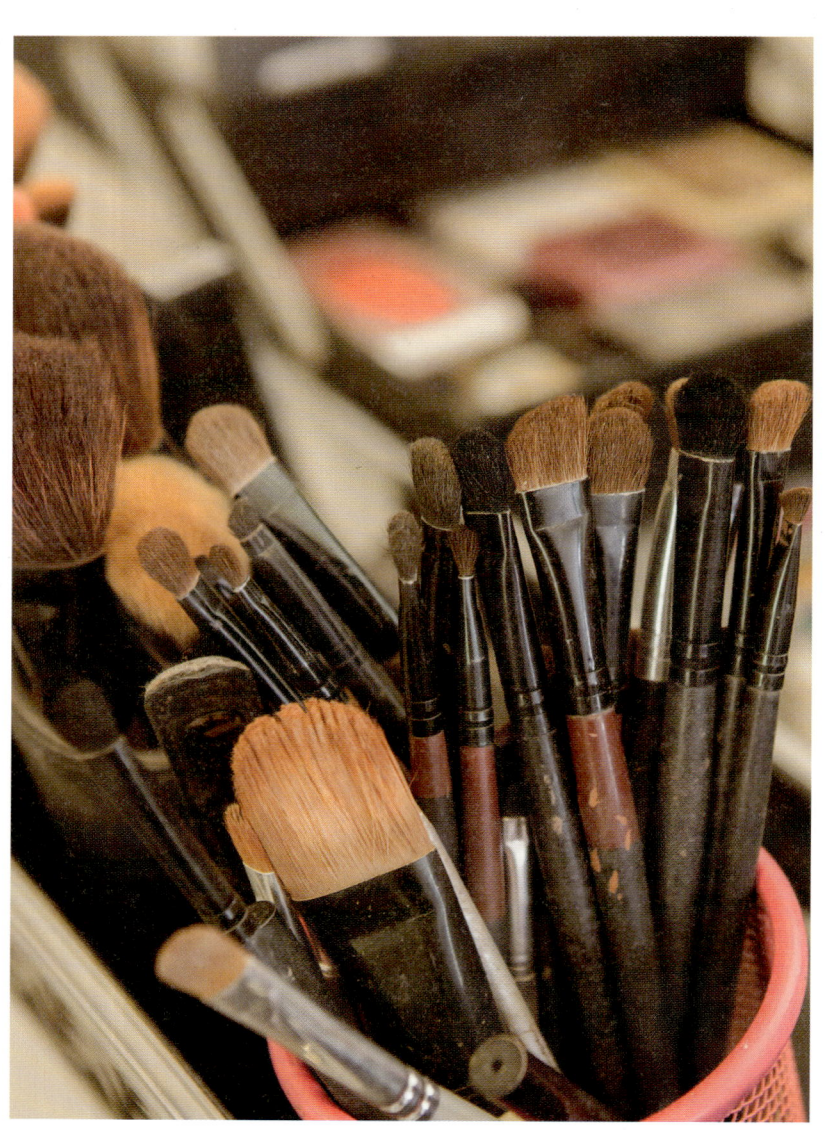

대학 때 패션을 전공하면서 들었던 메이크업 수업으로 심도 있는 메이크업을 처음 만났습니다. 어려서부터 손으로 직접 하는 일들을 좋아하던 제게 메이크업 수업은 충격적일 만큼 재미있었고, 그것을 재미있게 하다 보니 오늘이 되었습니다.

가장 많이 받는 질문들에 대한 답으로 이 여백을 채우자면 메이크업 아티스트는 여러 가지 능력이 있어야 합니다. 색을 볼 줄 알아야 하고 패션을 읽을 줄 알며, 나아가 시대적 흐름을 분석할 줄도 알아야 합니다.

또 카메라, 컴퓨터 등 기계 만지는 일이 익숙해야 하고 SNS 등에서 트렌드를 읽고 미래의 트렌드를 예측할 수도 있어야 합니다. 이를 바탕으로 사교성과 사회성도 있어야 합니다. 이런 것들이 갖춰지지 않는다면 인정받는 메이크업 아티스트가 되기 어려울 수도 있습니다. 그래서 항상 공부하는 자세를 가지시기를 바랍니다.

메이크업 아티스트를 꿈꾸는 사람은 아니지만, 지금보다 메이크업을 잘 하고 싶은 사람도 이 책에 있는 기본적인 내용을 유심히 읽어 보면 좋겠습니다. 한국 여성들이 가장 하고 싶어 하는 메이크업을, 한국 여성들이 가장 쉽게 할 수 있는 방법으로 구성해 보았습니다.

이 책은 여성의 외모를 '여성스러운', '중성적인', '시크한', '귀여운' 등 몇 개 키워드로 나누어 자신의 외모에도 잘 맞으면서 장소와 상황에 맞는 메이크업을 할 수 있도록 구성했습니다. 각각의 연출하고자 하는 상황과 분위기로 자신의 외모를 꾸며 볼 수 있기를 바랍니다.

메이크업에 관심 있는 모든 분들에게 도움이 되었으면 좋겠습니다.

2018년 가을

박상은 드림

차 례

머리말   5
피부 진단하기   9
내게 가장 잘 맞는 메이크업 컬러 찾기   13
클랜징과 클랜징 제품   5
기초 제품   5
베이스 제품   25
메이크업 도구   29
메이크업 브러시   33

여러 가지 기초 피부 표현

급한 아침 메이크업을 위한 스피디한 피부 워밍업   36
윤기 나는 피부를 위한 스트로빙 메이크업   37
촉촉한 피부를 위한 물광 메이크업   38
깨끗한 이미지 연출을 위한 보송한 피부 표현   39
다크서클 커버하기   40
내 피부색에 맞는 파운데이션   41

여러 가지 기초 메이크업

원하는 대로 립 라이너 그리기   42
도톰한 입술을 연출하고 싶다면   43
일자 눈썹 그리기   44
아치형 눈썹 그리기   45
깊고 풍성하며 자연스럽게 인조 속눈썹 붙이기   46
입체감 있는 눈매를 원한다면   47
부드러워 보이는 스모키 메이크업   48
자연스러운 입체감이 살아 있는 눈매 연출하기   50

Neutral & Elegant

01 코랄 빛 여배우 케이크업   54
02 상큼 발랄 아이돌 메이크업   62

Pretty & Cute

01 분위기 있는 가을 메이크업   72
02 어떤 각도에서나 빛나는 꿀광 메이크업   76
03 여성스러운 핑크 메이크업   80
04 세 보이지 않는 레드립 메이크업   84
05 효과적인 반짝이 글리터 메이크업   88

Chic & Sexi

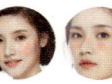

01 따뜻하고 여성스러운 느낌의 붉은 음영 메이크업　96
02 광고 속 누드톤 음영 메이크업　100
03 광고 속 스모키 메이크업　104
04 얼굴이 짧아 보이는 메이크업　108
05 메이크업이 지겨울 땐, 숙취 메이크업　112
06 섹시한 브론징 메이크업　116

Sweet & Lovely

01 청순가련 첫인상 메이크업　124
02 청초함 가득한 SS 메이크업　128
03 그윽함이 가득한 FW 메이크업　134
04 화려한 연말 분위기 내어 보기　138
05 세련된 보랏빛 메이크업　142

Feminine & Delicate

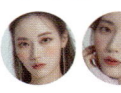

01 청순하고 여성스러운 신부 메이크업　152
02 청초하고 총명해 보이는 상견례 메이크업　158
03 누구보다 돋보이고 무드 있는 메이크업　164
04 꾸민듯 안꾸민 듯 섹시한 화보 메이크업　168
05 귀엽고 분위기 있는 비글미 메이크업　172

메이크업 아티스트 상은언니의
TPO 메이크업

interview free pass makeup
여성스러운 핑크 메이크업　80
청초함 가득한 SS 메이크업　128
청초하고 총명해 보이는 상견례 메이크업　158

daily makeup
코랄빛 여배우 메이크업　54
분위기 있는 가을 메이크업　72
섹시한 브론징 메이크업　116
그윽함이 가득한 FW 메이크업　134

festival makeup
효과적인 반짝이 글리터 메이크업　88
메이크업이 지겨울 땐, 숙취 메이크업　112
누구보다 돋보이고 무드 있는 메이크업　164

friday night makeup
어떤 각도에서나 빛나는 꿀광 메이크업　76
광고 속 누드톤 음영 메이크업　100
광고 속 스모키 메이크업 따라잡기　104
화려한 연말 분위기 내어 보기　138
꾸민 듯 안 꾸민 듯 섹시한 화보 메이크업　168

date makeup
세 보이지 않는 레드립 메이크업　84
따뜻하고 여성스러운 느낌의 붉은 음영 메이크업　96
청순가련 첫인상 메이크업　124
세련된 보랏빛 메이크업　142

campus makeup
상큼 발랄 아이돌 메이크업　62
얼굴이 짧아 보이는 메이크업　108
귀엽고 분위기 있는 비글미 메이크업　172

wedding makeup
청순하고 여성스러운 신부 메이크업　152

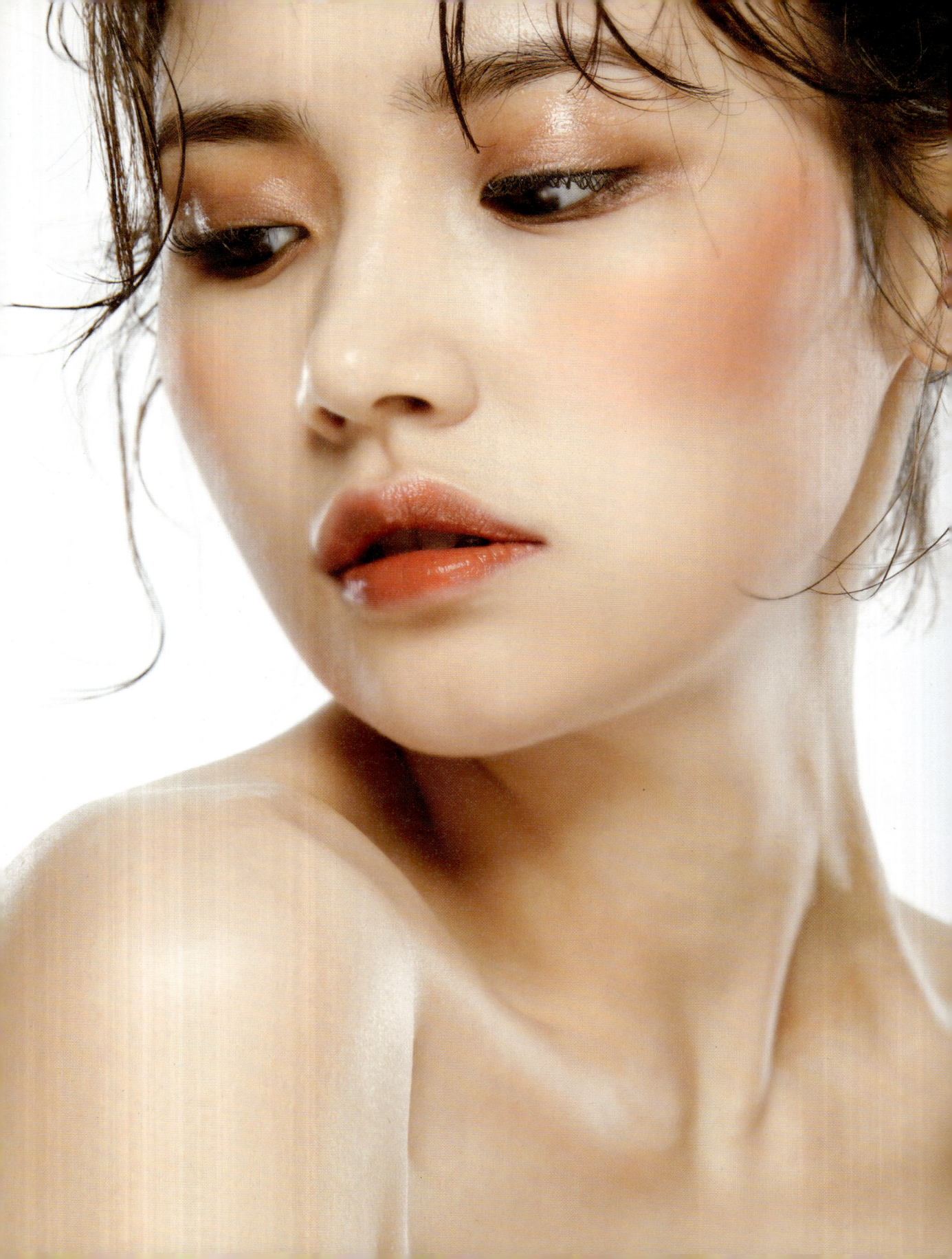

피부 진단하기

피부

우리의 피부는 1mm 정도로 얇다. 표피, 진피, 피하지방, 근육으로 구성되어 있으며 피지 분비량에 따라 건성, 중성, 복합성, 지성으로 나눌 수 있다. 가장 이상적인 피부 타입은 중성이다.

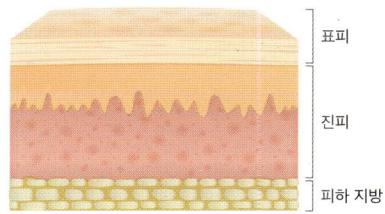

피지

피지는 약산성 성분으로 피부를 감싸고 보호하고 있는 유분을 말한다. 수분이 부족하거나 유수분 밸런스가 안 맞는 상황에서는 피지가 더 많이 생성되는데, 많은 사람들이 이것을 '개기름'으로 여긴다. 이러할 때 유분이 많다는 이유로 수분 크림만 사용한다면 이것은 오히려 유분이 더 많이 나오는 안 좋은 결과를 초래할 수 있다.

유수분 밸런스를 맞춰 줄 수 있는 로션을 사용하는 것이 좋으며, 각 피부 타입별로 적합한 관리를 하는 방법을 알아보자.

피지 양을 조절하지 못해 쌓이다 보면 화이트헤드가 생기고 화이트헤드가 자외선에 노출되면 블랙헤드가 된다. 이것이 쌓이면 지저분해 보일 수 있다.

피부 타입

건성

피지 분비량이 가장 적어 모공이 좁다. 수분이 항상 부족하기 때문에 속 당김을 많이 느낀다. 평소 리치한 크림을 바르고 일주일에 3회 정도 오일로 관리해 주는 것이 좋다.

오일은 손바닥에 한두 방울 떨어뜨려 전체적으로 펼친 뒤 얼굴 위를 감싸듯 만지며 지긋이 한두 번 발라주는 것이 좋다. 얼굴에 직접적으로 바르면 너무 많은 양이 흡수되어 트러블을 유발할 수 있다.

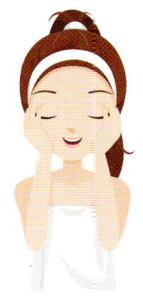

중성

가장 이상적인 피부 타입으로 속은 촉촉하고 겉은 보송하다. 어떤 제품을 써드 잘 맞는 편이다. 지금의 피부를 유지하려면 자외선 차단제를 꼭 챙겨 바르며 술 담배를 하지 않고 물을 많이 마시는 등 좋은 습관을 가지는 것이 좋다.

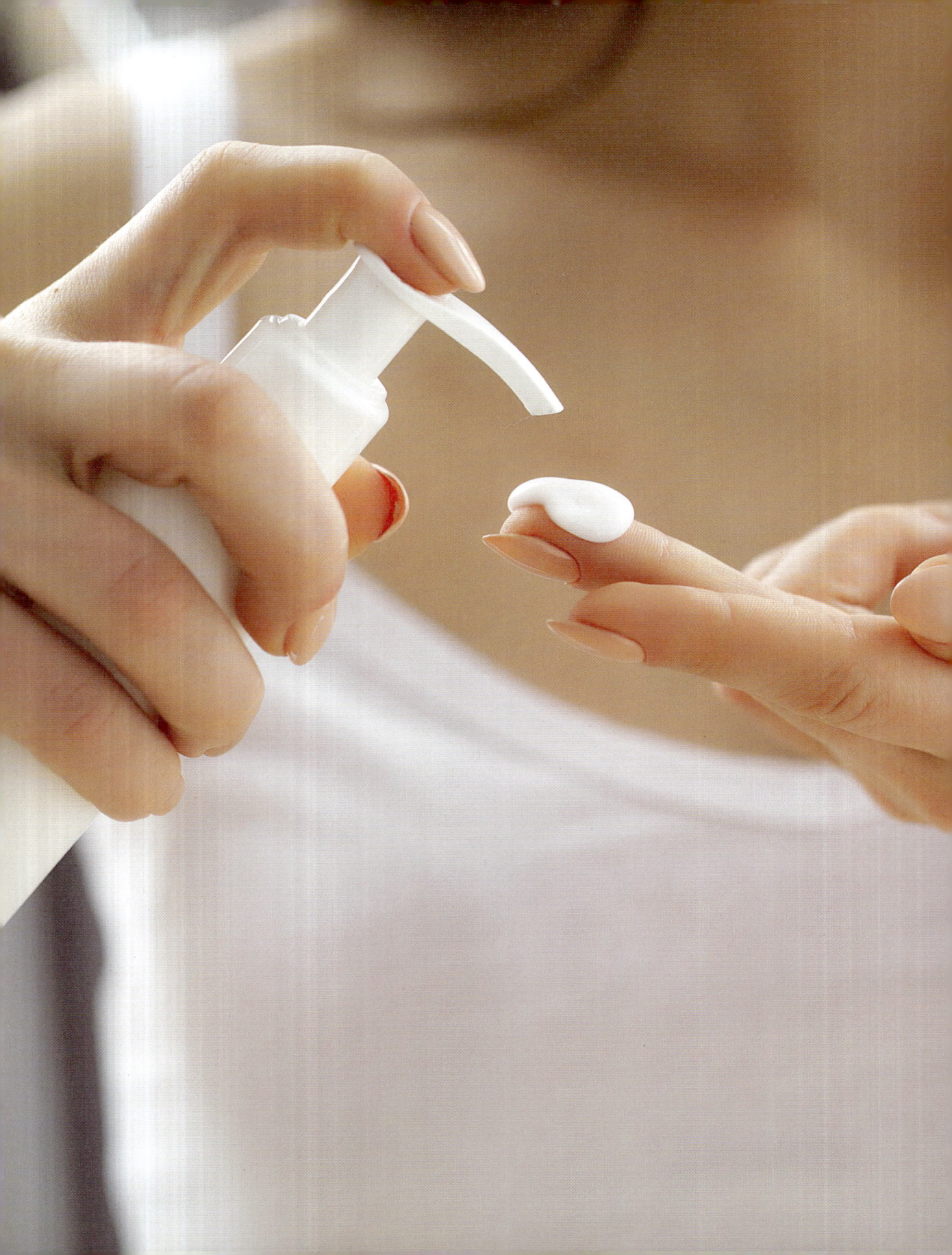

아무리 좋은 피부를 타고났다 하더라도 노화가 진행된다는 24세부터 피부는 서서히 변하기 시작하므로 관리가 필요하다. 복합성 피부로 변하기 쉽기 때문이다.

지성

피지 분비량이 많고 모공이 넓다. 유분을 잡아줄 수 있는 매트한 타입의 기초 제품을 사용하고 오일 성분이 포함된 화장품은 사용하지 않는 것이 좋다. 보통 지성 피부들은 수분이 부족하여 속 당김을 느끼는 일이 많으니 속 당김까지 채워 줄 수 있는 적당히 쫀쫀한 수분 크림을 사용하는 것이 좋다.

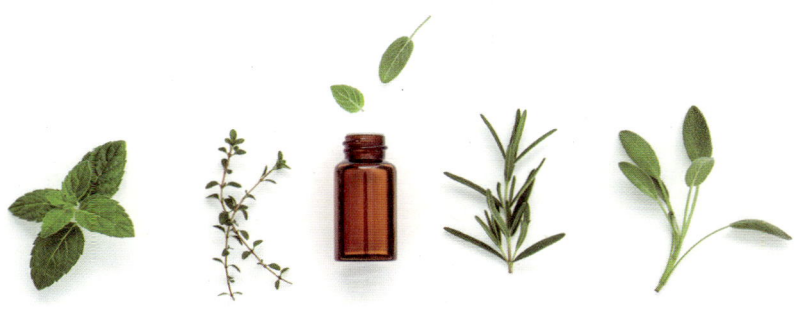

복합성

부위별로 다른 피부 타입을 가지고 있어 관리가 까다롭다. 보통은 피지 분비량이 많은 코, 볼 주변은 지성에 가깝고 그 외의 다른 부분은 건성에 가까워 유분은 많으나 건조함을 느낀다. 평소 기초 제품을 부위별로 다르게, 낮과 밤을 다르게 나눠 사용하는 것이 좋다.

보통 브랜드마다 데이 케어, 나이트 케어 등의 제품이 따로 나오는데 나이트 케어 제품이 좀 더 고 보습, 고 영양이다.

두 가지 이상의 제품으로 관리하는 것을 추천한다.

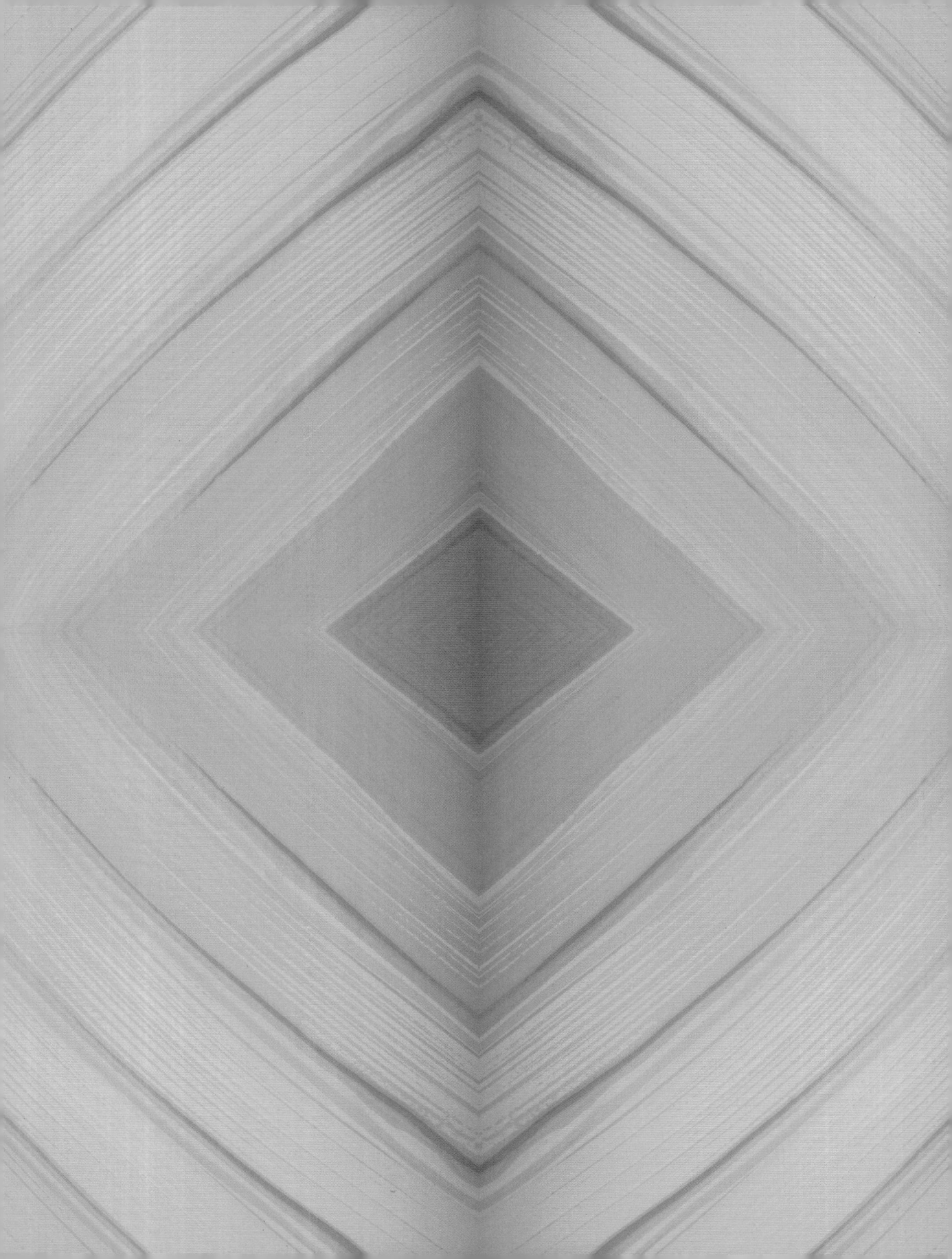

내게 가장 잘 맞는 메이크업 컬러 찾기

최근 메이크업을 하면서 가장 많이 받은 질문 중 하나는 "제 피부색에 맞는 건 무슨 색인가요?", "전 웜톤인가요, 쿨톤인가요?"이다. 이제는 많은 사람들이 무엇을 브고 따라 하기에 급급하기보다는 본인에게 어울리는 것이 무엇인지 더 궁금해하고 본인의 개성을 부각하려는 데 집중하고 있다.

이에 대한 답변을 가장 명쾌하게 해 줄 수 있는 건 '퍼스널 컬러'에 대한 설명과 누구나 쉽게 이해할 수 있는 응용력이다.

퍼스널 컬러란?

미국, 유럽, 일본에서 사람이 지닌 신체 색을 웜톤과 쿨톤으로 나눠 사계절에 비유해서 설명하고 있다. 개개인 마다 색을 어떻게 사용했는가에 따라 더 화사해 보이거나 칙칙해 보일 수 있다는 이론을 토대로 색상에 대한 성격까지 구분하여 활용하는 방법이다. 퍼스널 컬러를 이해하고 패션과 뷰티에 접근한다면 좀 더 쉽게 성공적인 스타일을 완성할 수 있다.

색의 성격

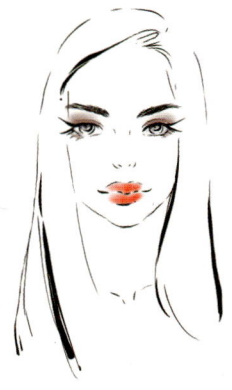 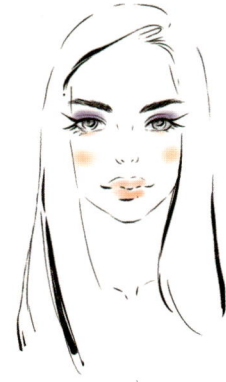

- **빨간색:** 정열적이다, 따듯하다, 맛있다, 음식 제품에 활용된다.
- **주황색:** 건강하다, 활발하다, 산뜻하다. 음식, 코스메틱에 활용된다.
- **노란색:** 밝다, 어리다, 특히 명확성이 뛰어나 어린이의 의상, 도로 표지판 등 주의가 필요한 상황에 많이 활용된다.
- **초록색:** 안정적이다, 평화롭다, 오래 봐도 눈의 피로가 적어 웹사이트, 책 표지, 포트폴리오 자료에 많이 활용된다.

- 파란색 : 현명하다, 총명하다, 진실하다. 언론, 시사를 다루는 뉴스나 정치권에서 많이 활용된다.
- 보라색 : 화려하다, 창의적이다, 아름답다. 패션, 뷰티에서 화려함을 표현할 때 많이 활용되며 이목을 끌어야 되는 간판이나 포스터에서도 많이 활용된다.
- 갈색 : 차분하다, 안정적이다, 편안함을 주어야 하는 공간 인테리어로 많이 활용된다.

쿨톤과 웜톤

쿨톤과 웜톤을 일상에서 쉽게 구별할 수 있는 방법은 굉장히 간단하다. 쿨톤과 웜톤은 각각 핑크색, 노란색 피부를 생각하면 쉽게 이해할 수 있고 그 외에 쉽게 구별하는 방법은 햇볕에 노출되었을 때 그대로 타는 피부는 웜톤, 붉어졌다 다시 하얘지는 피부는 쿨톤이다. 동양 여성에게 가장 많은 타입을 예로 들어 쉽게 설명해 보자.

쿨톤

보통 피부가 밝아 실버 액세서리가 잘 어울리며 어떤 색상을 입어도 잘 받는 편이다. 하지만 쿨톤에도 피부 결이 얇은 타입과 두꺼운 타입으로 나눌 수 있다.

쿨톤, 얇은 피부

하얗지만 홍조가 있어 붉은 기가 그대로 드러나며, 트러블이 잦고 회복이 느려 피부 결이 거친 편이다. 이런 타입은 평소 쿨링 성분이 있는 케어 제품을 꾸준히 사용하여 피부의 온도를 낮게 맞춰 주는 것이 가장 중요하다.

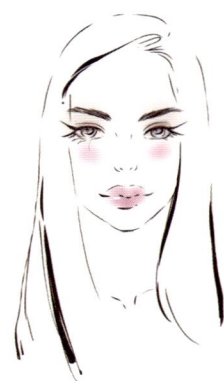

- 기초 제품 : 기능성 화장품보다는 더마 제품*이 좋다.
- 베이스 제품 : 핑크 기가 있는 아이보리 컬러의 커버력 있는 파운데이션이나 얇은 파운데이션을 바르고 홍조가 있는 부위에만 컨실러를 따로 사용하는 것을 추천한다.

● 피부과학(dermatology)과 화장품(cosmetics)의 합성어로, 피부 전문가나 약사가 직접 개발한 전문성 높은 화장품

- **컬러 제품** : 피부에 붉은 기가 있으므로 색조 제품은 차가운 계열의 컬러를 많이 사용하고, 발색이 좋고 채도가 높은 제품보다는 흰색이 많이 섞인 파스텔 톤의 색조 제품이 좋다.

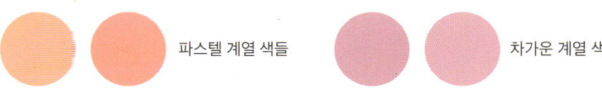

파스텔 계열 색들   차가운 계열 색들

쿨톤, 두꺼운 피부

하얗고 붉은 기 없이 단단하다. 더워도 얼굴이 잘 붉어지지 않고 트러블도 거의 없지만 주근깨가 쉽게 생긴다. 한마디로 이런 피부는 타고났다고 말할 정도로 관리하기 편한 피부다. 하지만 관리를 하지 않으면 잡티가 많이 생기고, 그것이 그대로 비춰지니 지저분해 보일 수 있다.

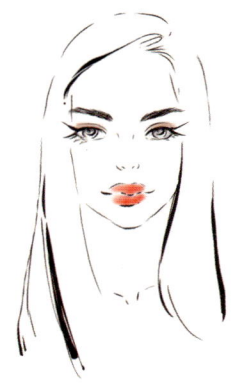

- **기초 제품** : 잡티 완화 기능이 있는 제품을 함께 사용한다.
- **베이스 제품** : 좋은 피부 결이 잘 보일 수 있는 리퀴드 파운데이션 또는 비비크림 등을 사용한다.

- **컬러 제품** : 파스텔 톤의 색조 제품을 추천한다.

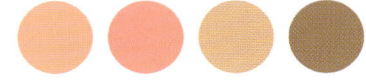

웜톤

피부가 밝은 사람부터 어두운 사람까지 다양하게 존재하며 노란 웜톤과 붉은 웜톤으로 나눌 수 있다. 우리나라 사람 대부분은 웜톤 피부를 가지고 있지만, 밝고 청초한 피부색을 지향하는 성향 때문에 웜톤을 쿨톤 같아 보이게 해 주는 베이스 제품이 가장 많이 팔린다.

보통 골드 액세서리가 잘 어울리며 원색 계열의 옷이 잘 어울리지만 이 또한 피부 타입을 밝게 바꾸고 있는 여성이라면 이런 이론은 가볍게 무시해도 된다. 이 피부 타입은 보통 피부가 단단한 편으로 태어나지만 피부 관리에 소홀할 수밖에 없는 유아, 청소년 시절의 관리 방법에 따라 민감성으로 변하는 경우가 많다.

웜톤, 붉은 피부

기계로 태닝한 피부색과 비슷하다. 붉은 기가 있어 건강하고 섹시한 이미지가 강하다. 피부에 탄력이 있는 편이다. 브론징 메이크업(128쪽 참고)이 잘 어울린다.

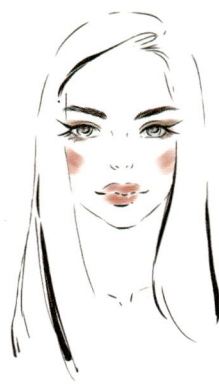

- 기초 제품: 별다른 트러블이 없다면 유수분 밸런스에 집중된 더마 제품이 좋다.
- 베이스 제품 : 건강한 피부색이 그대로 보일 수 있는 본인 피부색과 동일한 리퀴드 파운데이션 또는 비비크림이 좋다.

- 색조 제품 : 흰색이 섞이지 않은 원색에 가까운 제품, 본인 피부색보다 어두운 색조 제품, 흰색이 섞이거나 본인 피부색보다 밝은 색조 제품을 사용하면 겉도는 느낌 으로 어색해 보일 수 있다.

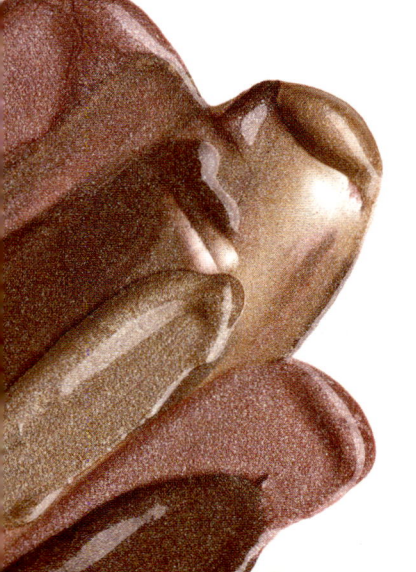

웜톤, 노란 피부

아쉽게도 한국인의 대다수가 노랗다. 노란 피부보다는 흰 피부가 화사해서 이목구비가 또렷해 보이기 때문에 한국 여성들은 보통 노란 기를 커버하고자 핑크 기가 있는 파운데이션을 많이 사용한다.

이렇게 '노란 피부에는 핑크 파운데이션을 사용해야 한다'는 이론은 2010년대 초반 국내 유명 화장품 회사에서 내놓은 마케팅 수단으로 어마어마한 핑크 파운데이션을 팔아치웠지만, 이를 경험해 본 대다수의 여성들은 피부색을 바꾸는 데 성공했을지는 몰라도 자연스러운 피부 표현에는 실패했다. 색이 떠 보이기 때문이다. 요즘 여성들은 인위적인 피부 표현보다는 자연스럽고 고급스러운 피부 표현을 원하는데 노란 피부에 핑크 파운데이션을 사용해 인위적인 느낌을 내기보다는 노란 피부에는 노란 파운데이션으로 색을 밝혀 자연스럽게 연출하는 것이 좋다. 본인 피부 컬러에 가장 가까운 노란 파운데이션을 찾아 사용하고 레몬색 하이라이터나 살구색 컨실러를 사용하는 것이 가장 자연스럽다.

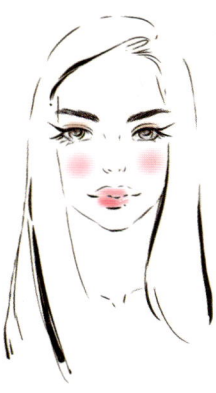

- **기초 제품** : 별다른 트러블이 없다면 유수분 밸런스에 집중된 더마 제품이 좋다.
- **베이스 제품** : 피부색에 맞는 핑크나 아이보리 파운데이션을 추천한다.

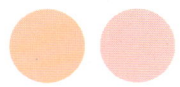

- **색조 제품** : 붉은 기가 섞인 제품, 본인이 바르고 싶은 컬러보다 눈으로 봤을 때 한 톤 낮은 제품을 선택해야 겉돌지 않는 색조 표현이 가능하다.

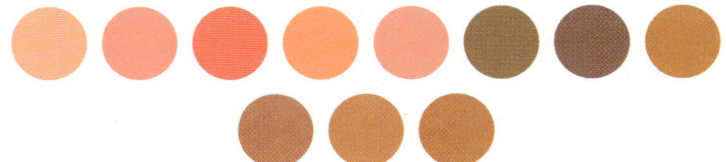

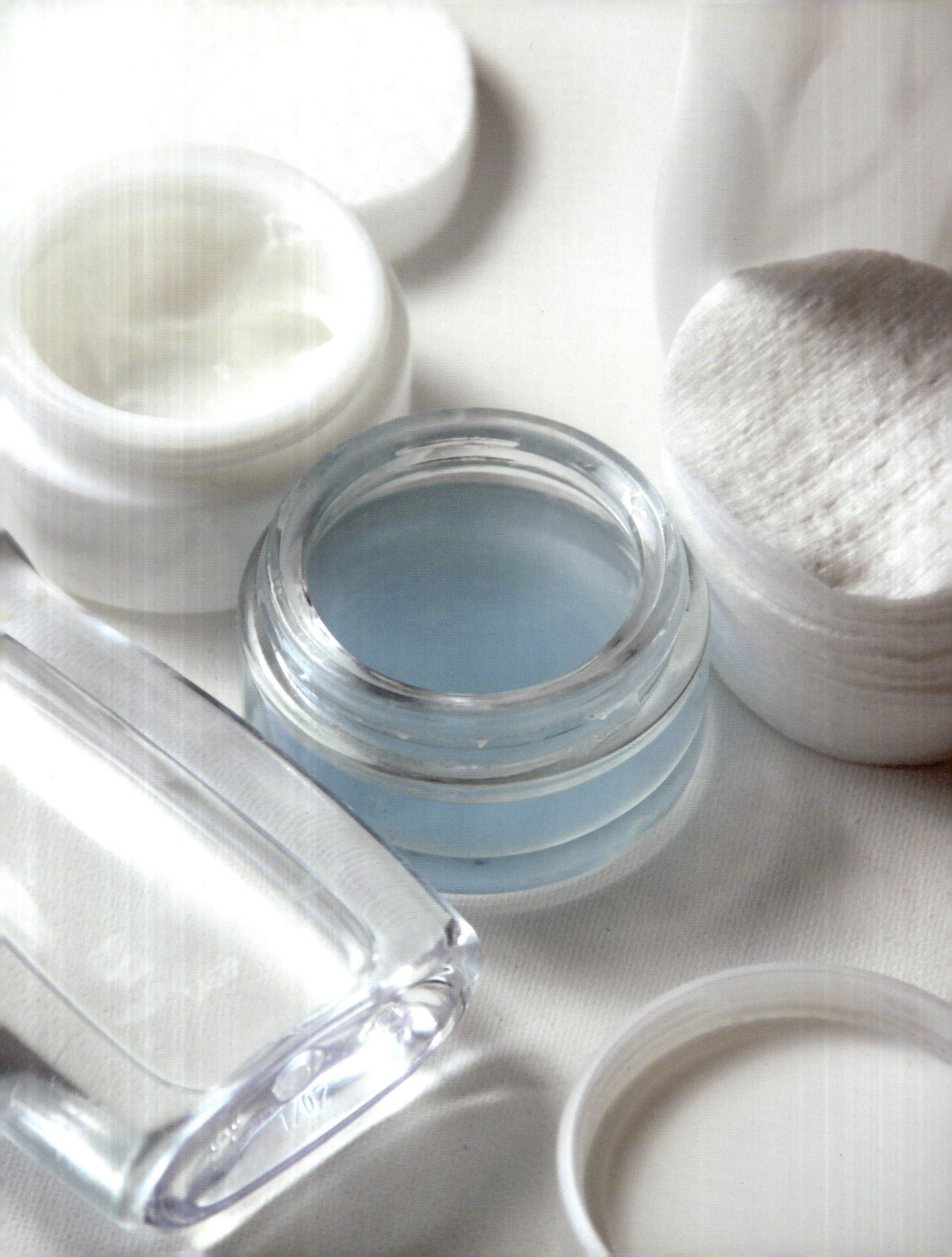

클렌징과 클렌징 제품

좋은 피부는 좋은 습관에서 시작된다. 좋은 습관에는 물 많이 마시기, 술과 담배하지 않기, 적당한 운동량 지키기, 좋은 음식 먹기 등이 있지만 이 외에도 가장 중요한 것 중 하나는 잘 씻고 잘 바르는 것이다.

피부 관리는 클렌징에서 시작된다. 그만큼 바르는 것보다 중요한 것이 씻어내는 것이다. 또한 클렌징은 피부 타입에 따라 다르게 적용되어야 하는데 이에 대한 홍보가 잘 되어 있지 않아 자신에게 잘 맞지 않는 클렌징으로 피부를 악화시키는 경우가 많다. 피부 관리를 위해 나에게 잘 맞는 클렌징 제품을 알아보자.

클렌징 티슈

가장 간편하게 지울 수 있는 방법이지만 가장 자극적이다. 휴대가 용이하다는 것 외엔 장점이 하나도 없다. 오일 기가 있는 타입과 없는 타입으로 나뉜다.

클렌징 워터

티슈보다는 부드러운 솜에 묻혀 지울 수 있지만 여전히 자극적이다. 간편하기 때문에 사용하는 사람이 많다. 피부가 단단하고 화장을 진하게 하지 않는 사람이라면 사용해도 무난하다.

클렌징 로션, 크림

크림 타입으로 만들어진 클렌징 제품으로 자극적이지 않아 좋다. 피부에 바르고 마사지하면 피부에 있던 화장품과 먼지들이 녹아 없어진다. 1~2분 정도 마사지 후 솜으로 닦아내거나 손으로 덜어낸 뒤 물 세안한다. 오일이 잘 맞지 않는 트러블성 피브에 적합하다.

클렌징 오일

오일 타입의 클렌징 제품은 손가락으로 1~2분 정도 마사지하면 화장뿐만 아니라 피지를 녹여내는 오일의 특성 때문에 얼굴의 미세 각질과 블랙헤드까지 없앨 수 있어 트러블성 피부만 아니라면 가장 추천하는 제품이다. 눈과 입술의 워터 프루프 제품도 잘 지울 수 있으며 수분 막 형성으로 피부가 건조해지지 않게 지켜준다. 이 촉촉한 느낌이 조금 찝찝하거나 오일 성분으로 트러블이 생길까 걱정된다면 클렌징 폼을 사용해서 한 번 더 세안하는 것이 좋다.

단, 클렌징 폼으로 세안한 후에는 바로 로션을 발라 준다.

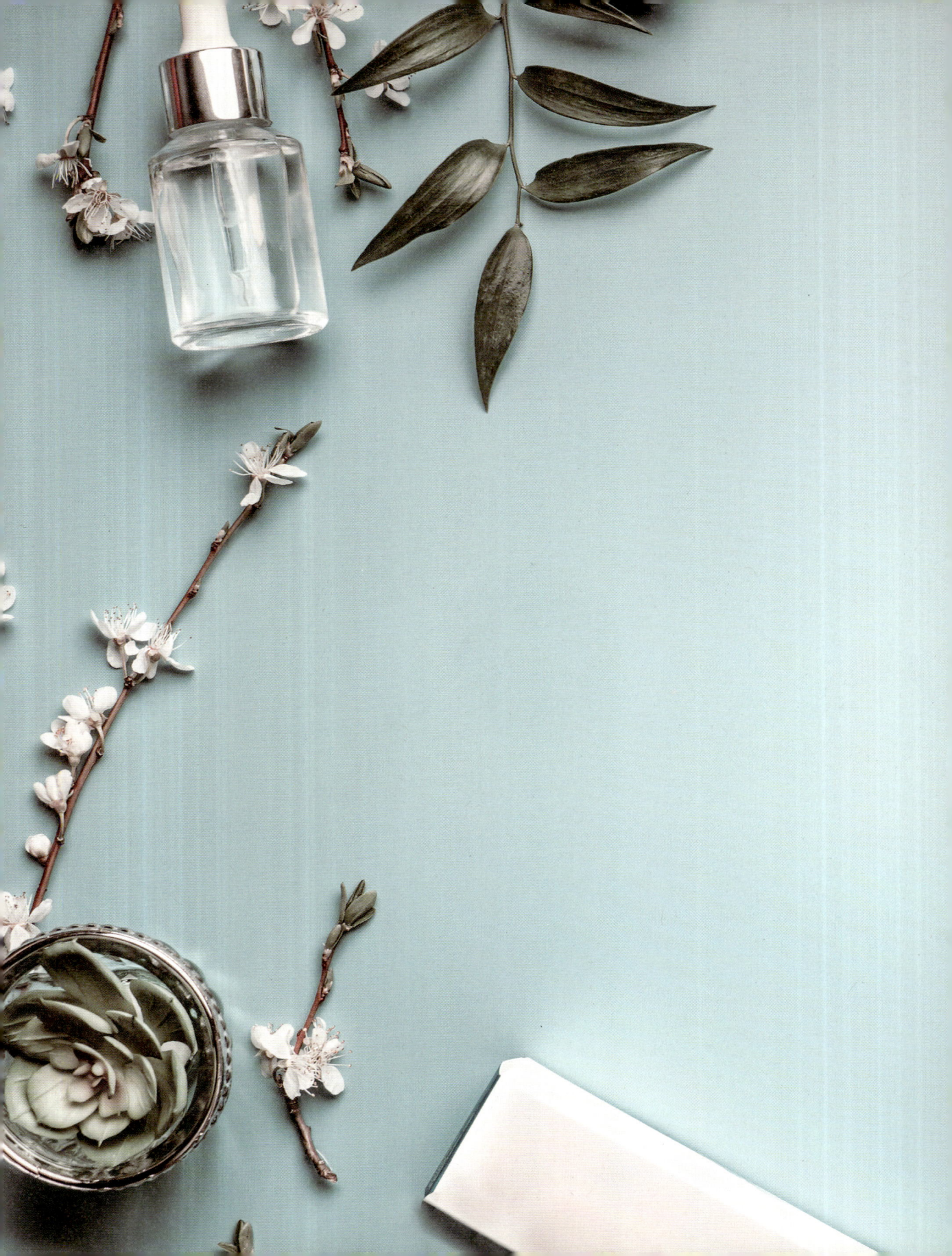

클렌징 밤

오일을 그체화한 타입으로 오일의 장점은 그대로 가진 고체 타입이다. 손바닥 우에 올러놓으면 잘 녹아내리는 제품이 좋다.

립앤아이 리무버

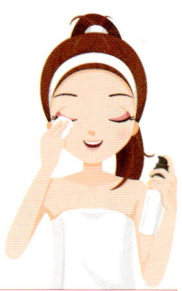

눈 화장, 입술 화장을 지워내는 전용 리무버로 워터 프루프 제품이 잘 지워지고, 화장솜에 적셔 30초 정도 지긋이 누르고 살살 문지르면 된다. 화장솜에 따로 적셔 사용하면 잘 지워질 뿐만 아니라 눈과 입술에 잘 들어가지 않을 수 있기 때문에 좋다. 클렌징 제품이 눈에 들어가는 것은 눈 건강에 좋지 않다.

각 피부 상태에 따른 클렌징 제품
- 건성 : 오일, 밤 타입 클렌징
- 중성 : 오일, 밤, 크림 타입 클렌징
- 지성 : 로션, 크림 타입 클렌징
- 복합성 : 로션, 크림 타입 클렌징

이중세안

이중세안의 의미에 대해 설명이 각각 다르기 때문에 혼동하는 경우가 많다. 이중세안을 쉽게 풀어 설명하면 세안을 두 번 하는 것이다. 오일이나 크림 성분으로 화장품을 녹여내는 유화 과정을 1차 세안, 물로 깨끗이 씻어내는 것을 2차 세안이라고 한다.

1, 2차 세안을 함께하는 것을 이중세안이라고 하며 그 기준은 유화 과정이 포함된 클렌징 여쿠에 따라 결정된다. 유화 과정이 포함되지 않은 산성 성분의 클렌징 폼이나 비누만을 사용한 클렌징은 이중세안이 아니다.

유화 과정을 잘 거쳐 클렌징한다면 각질, 노폐물 제거가 평소에도 잘 되고 있을 것이기 때문에 별도의 스크럽 과정이 없어도 된다.

반대로 유화 과정을 거치지 않은 클렌징은 메이크업 잔여물이 잘 닦여지지 않아 트러블 유발을 동반하여 피부를 악화시킬 수 있다.

또한, 유수분 밸런스를 맞춰 주는 클렌징 크림, 오일 제품은 잔여물을 잘 닦아낼 수는 있지만 물로 씻어내는 2차 세안이 잘 되지 않을 경우 모공에 남은 오일 성분이 피부 트러블을 유발할 수 있다.

따라서 완벽한 이중세안이 자신 없는 경우 이중세안 후 클렌징 폼을 사용한 세안 과정을 한 번 더 거치는 것을 추천한다. 대신 물기를 닦자마자 로션을 발라 주어야 한다.

화장을 지울 필요 없는 아침에는 물 세안만 하는 것이 좋다.

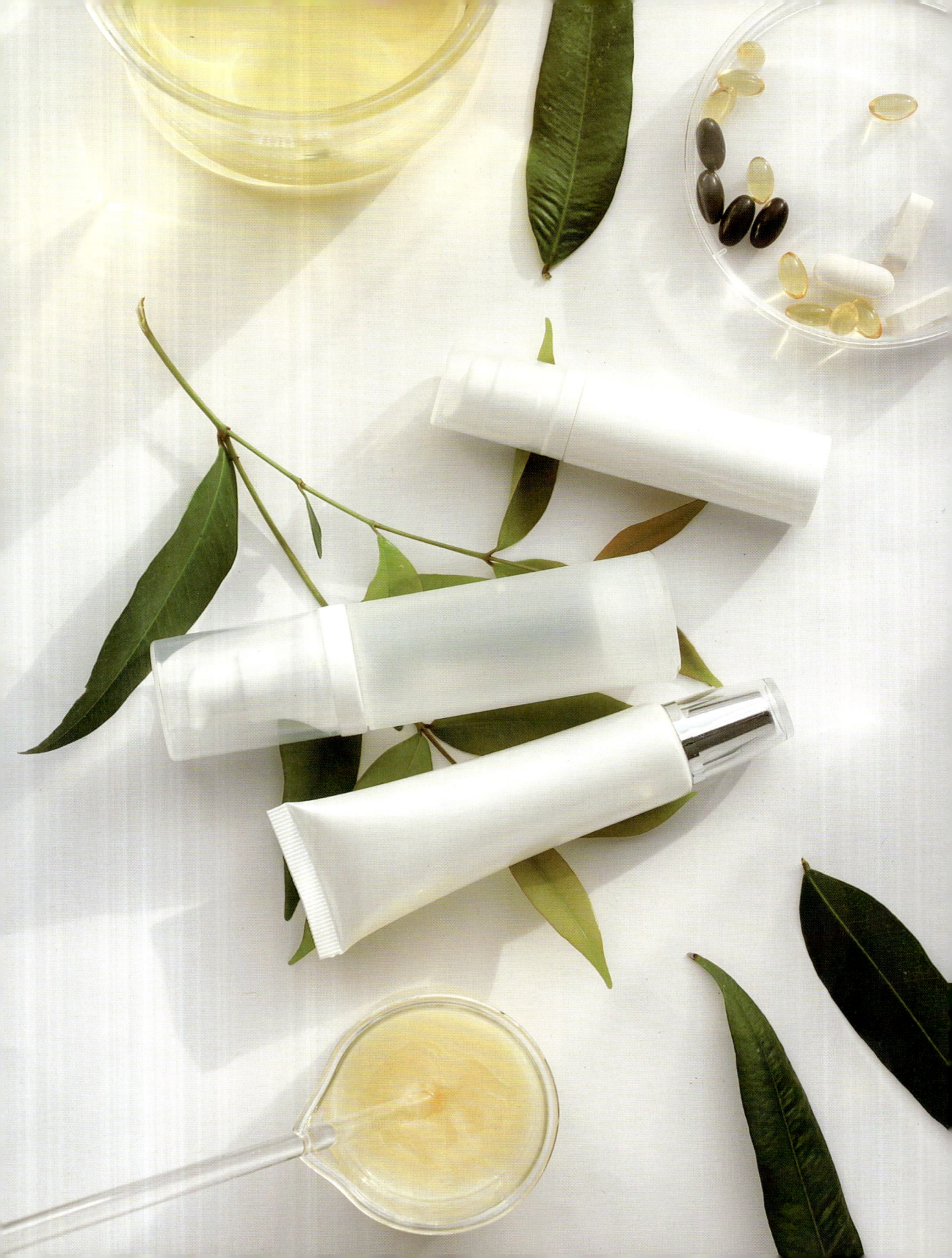

기초 제품

스킨

세안 후 피부를 진정시켜 주는 용도로 열린 모공을 닫거나 피부 결을 정돈하는 데 쓰이는 액체이다. 요즘은 스킨에 기능을 부과하여 주름을 개선하거나 피부 미백에 도움을 주는 등 여러 종류의 제품이 있다.

로션

피부에 보습을 주는 제품으로 보습의 농도에 따라 에센스에 가까운 타입과 크림에 가까운 타입이 있다. 피지 분비가 활발한 여름에는 에센스에 가까운 가벼운 타입. 보습력이 많이 필요한 건조한 겨울에는 크림에 가까운 쫀쫀한 타입 등 계절에 따라, 피부 타입에 따라 다르게 사용하는 것이 좋다. 피부가 건조할 경우에는 로션을 좀 더 발라주는 것이 좋은데 한꺼번에 많은 양을 바르는 것보다는 레이어드해서 한 번 더 바르는 것이 좋다. 피부가 화장품을 한번에 흡수할 수 있는 양에는 한계가 있어서 한번에 많이 바르면 로션이 흡수되지 않고 피부 위에 뭉쳐 있게 되는데, 이것은 파운데이션을 바른 후에야 보이게 된다. 사람들이 파운데이션이 밀린다고 생각하는 것이 사실은 파운데이션이 아니고 기초가 밀리는 것이라 얇게 잘 흡수시키며 한 겹 한 겹 바른다.

에센스

스킨과 로션의 중간 단계에 사용하는 기능성 제품. 주로 스킨과 로션을 보습에 충실한 제품으로 사용하고 에센스나 크림을 본인에게 필요한 기능을 갖춘 제품으로 사용하는 것을 추천한다.

크림

고 영양 보습제. 피지 분비가 많은 여름철에 사용하면 뾰루지를 유발할 수 있다. 또, 피지 분비가 많은 코, 입 주변을 제외한 곳에 바르는 것이 좋으며 눈가 개선을 위해 바른다면 아이 크림을 별도로 사용할 것을 추천한다. 크림을 눈가에 바르면 메이크업이 밀릴 수 있으니 꼼꼼히 흡수시켜 주어야 한다.

오일

피부에 바르는 오일. 피부는 수분만 채우는 것보다 유수분 밸런스를 맞추는 것이 중요하다. 단, 트러블이 잦은 피부에 오일을 사용하면 트러블을 더 가중하는 것일 수 있으므로 사용하지 않는 것이 좋다.

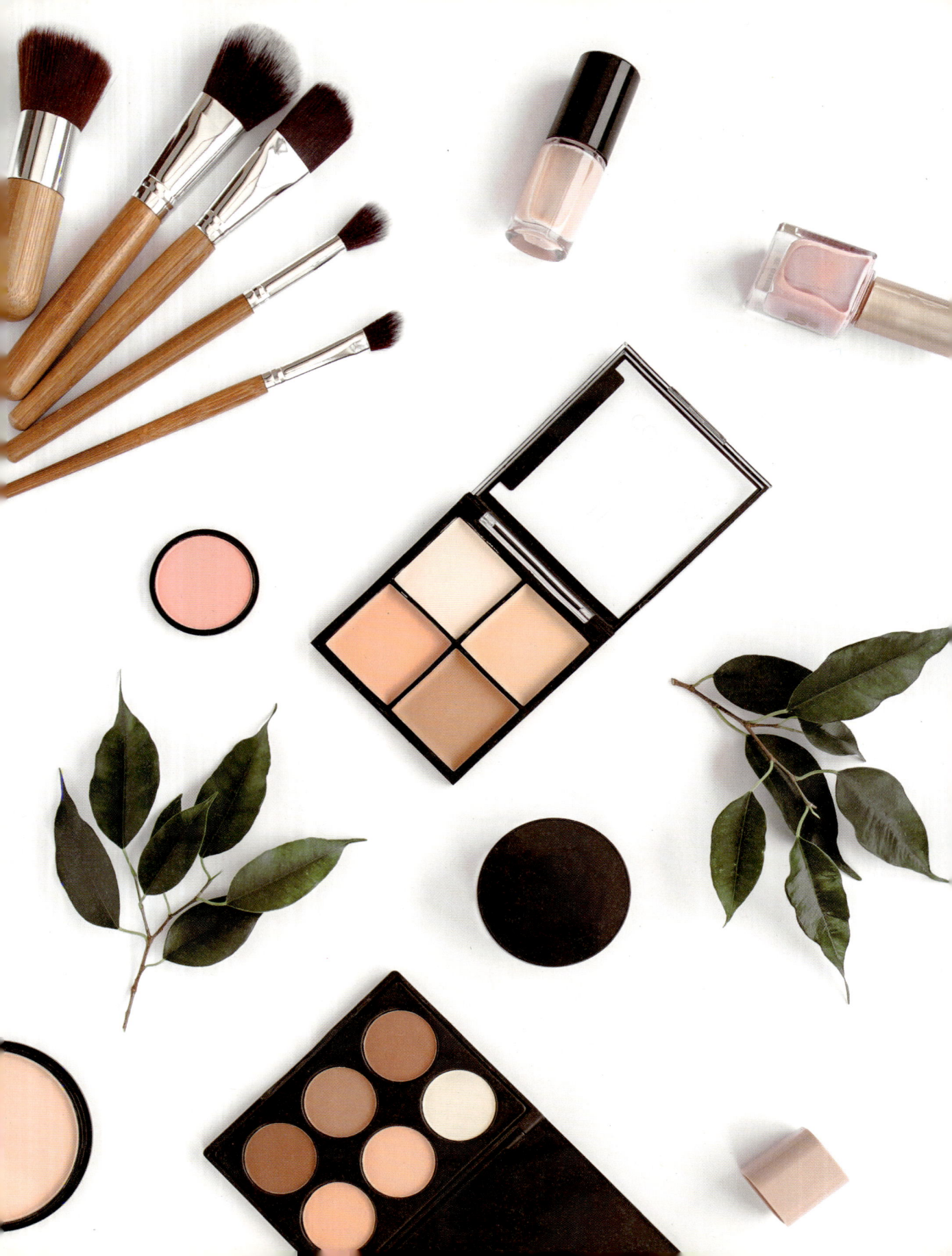

베이스 제품

파운데이션

파우더 가루와 정제수를 혼합한 제품으로 피부 결점을 가려 주는 피부 결을 연출한다. 제형에 따라 리퀴드, 크림, 스틱 타입 등이 있으며 최근 팩트 타입도 판매되고 있다.

파우더 가루의 비율에 따라 커버력이 결정된다. 파우더 가루가 많이 들어가면 커버력이 좋아지지만, 텁텁해 보일 수 있다.

예전에는 파우더 가루에 납 성분이 많이 들어 있어 문제가 있었으나 요즘은 그렇지 않다. 그래도 인체에 무해한 정도로 들어 있을 수 있고 특히 유럽 제품의 경우 생각보다 많은 양이 들어 있을 수도 있다. 인체에는 무해하지만 민감한 피부 타입을 가지고 있어 걱정된다면 파운데이션 한 방울을 손등에 덜어 금반지로 문질러 보면 납 성분이 있는지 없는지 확인해 볼 수 있다. 납 성분이 있으면 파운데이션이 잿빛으로 변한다.

리퀴드 파운데이션

가장 많이 쓰이는 파운데이션의 종류. 말 그대로 물과 같이 묽은 타입부터 쫀쫀한 타입까지 있다. 모든 피부 타입에 잘 맞는 편이다.

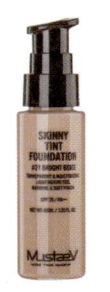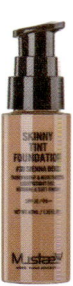

크림 파운데이션

보습력을 갖춘 크림 타입 제품. 악건성 피부에게 추천하며 스펀지로 두들겨 바르는 것보다는 손가락으로 바르는 것을 추천한다. 손가락으로 바르면 피부와 같은 온도로 좀 더 쉽게 흡수시킬 수 있어 밀착력이 좋다.

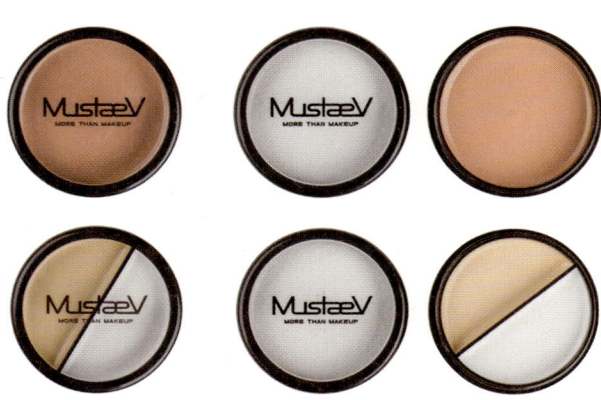

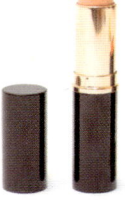

스틱 파운데이션

스틱 타입 제형 유지를 위해 파우더 가루가 많이 들어 있기 때문에 커버력이 아주 높다. 두꺼운 베이스를 해야 하는 무대 화장이나 연극 분장할 때 많이 사용한다.

비비크림

파운데이션이 파우더 가루와 물이 섞여 있다면, 비비크림은 파우더 가루+에센스 또는 크림을 섞어 만든 것이다. 피부과에서 화장이 잘 뜨는 건조한 피부를 지닌 사람들에게 판매하던 제품이 대중화된 것으로 쫀쫀한 제형이 특징이다.

쿠션

쿠션 퍼프로 찍어 바르는 용도로 여러 가지 타입이 나오는데 에어쿠션에는 주로 비비크림이 들어가기 때문에 광채 나는 피부 표현이 가능하다.

개인적으로 비비크림이나 쿠션보다 파운데이션을 선호하는데 그 이유는 파운데이션의 컬러감이 더 맑고 커버력이 강하기 때문이다.

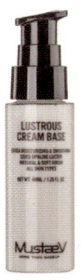

메이크업 베이스

피부색을 자연스럽게 정돈해 주는 크림. 보통 초록, 핑크, 노랑, 보라, 흰색을 사용하며 붉은 피부에는 초록색과 노란색 베이스를 많이 사용하는데, 피부와 보색이 되는 색을 사용한다고 생각하면 쉽다. 칙칙한 피부엔 핑크와 보라 등을 사용해 화사해 보이도록 한다. 특히 흰색은 가볍게 밝아지는 느낌으로 최근에 톤 업 크림이라는 이름으로 많이 판매되고 있다.

프라이머

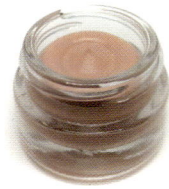

실리콘 제형으로 만들어져 있어 얇게 바르면 모공을 커버해 피부 결이 고와 보이게 만들어 준다. 하지만 실리콘이 피부가 숨쉬지 못하게 하므로 중요한 날에만 사용하고 잦은 사용은 하지 않는 것이 좋다.

아이 프라이머

아이 메이크업을 위해 바르는 베이스 제품으로 눈 주변의 유분을 잡아 주어 눈 화장이 번지지 않게 도와주고, 섀도의 유지력을 높여 준다.

아이 코렉터

쫀쫀한 크림 타입의 컨실러로 건조한 눈 주변 피부에 쓰이도록 만들어졌다. 다크서클, 칙칙해진 피부 주변에 사용하면 좋다.

컨실러

파운데이션보다 커버력이 훨씬 높은 베이스 제품. 전체적으로 사용하면 두꺼워 보일 수 있어 커버가 필요한 부위에 사용하는 베이스 제품으로 제형에 따라 다르게 사용한다.

펜슬 컨실러

펜슬 타입으로 만들어져 있어 딱딱하지만, 휴대가 간편하다. 커버뿐만 아니라 응용해서 사용하면 눈썹을 또렷하게 보이게 하거나 점막을 채우거나 입술 라인을 또렷하게 만들 수 있다.

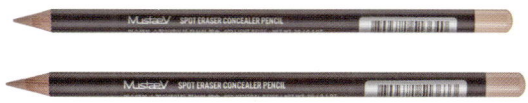

크림 컨실러

크림 타입으로 촉촉하게 만들어져 있어 눈가 사용에 적합해 다크서클을 커버할 때 효과적이다. 피부색을 티 안 나게 바꾸고 싶다면 파운데이션에 섞어 사용해도 좋다.

리퀴드 컨실러

파운데이션과 비슷한 질감이지만 커버력이 훨씬 높기 때문에 잡티가 많은 볼, 광대 주변에 넓게 사용하기에 좋다. 파운데이션보다 한 톤 밝은 컬러로 티존과 애플 존에 사용하면 하이라이터의 역할도 한다.

스틱 컨실러

스틱 타입으로 커버력이 높고 휴대가 간편해서 가장 많이 쓰인다. 립 전용 컨실러도 휴대가 간편하게 스틱 타입으로 많이 나온다.

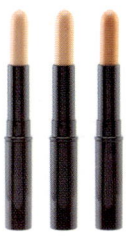

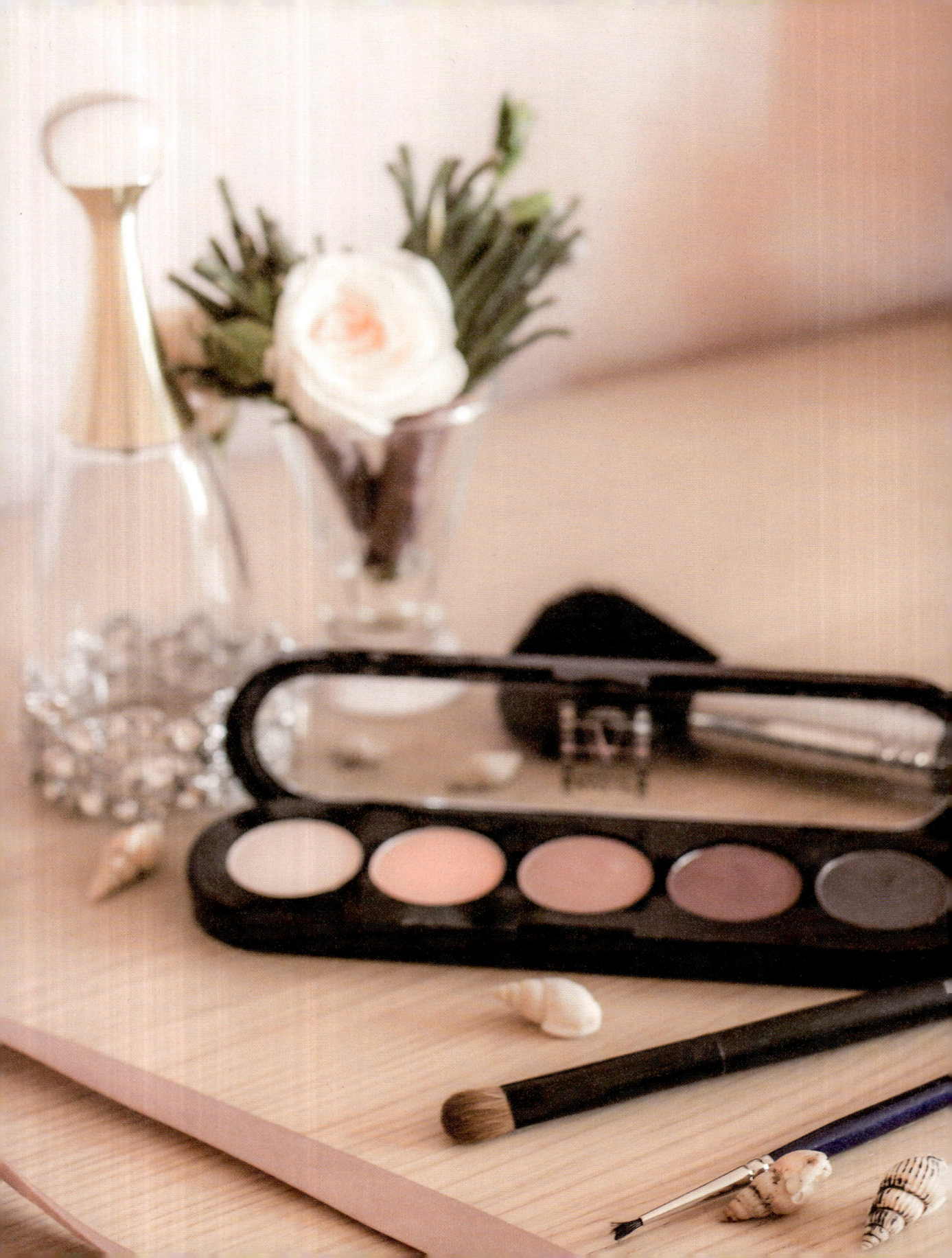

메이크업 도구

화장솜

화장에 용이하게 만들어진 솜. 주로 스킨을 적셔 피부의 노폐물을 닦아내거나, 리무버를 적셔 화장을 지워 내는 용도로 쓰인다. 화장솜은 누구나 사용하여 쉽게 생각하는 도구이지만 피부에 직접적으로 닿는 도구이기 때문에 무엇보다 부드러운 제품을 사용하는 것이 중요하다. 마냥 저렴한 제품을 선호한다면 피부에 자극을 줄 수 있다.

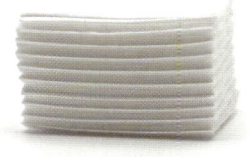

눈썹 칼

눈썹 정리에 용이하게 일자 형태로 만들어진 면도칼. 면도칼인 만큼 사용할 때 주의가 많이 필요하다. 눈썹의 모가 두껍지 않은 사람이라면 아무 면도칼이나 무난하게 쓸 수 있지만, 두꺼운 사람은 아무 면도칼이나 쓰면 베는 힘이 강해 피부를 손상시키며 눈썹은 잘 깎이지 않을 수 있다. 눈썹 모가 두꺼운 사람은 칼의 질이 좋은 일본산과 유럽산을 추천한다. 잘 베이는 것도 장점이지만 오래 사용할 수 있다.

트위저

속눈썹을 붙이거나 얼굴에 난 얇은 털을 정리할 때 사용한다. 큰 차이는 없으나 일반적으로 날의 모양이 사선인 사선형 트위저가 여러모로 편리하다.

속눈썹

속눈썹 연장, 숱이 많아 보이도록 연출할 때 사용한다. 주로 실크, 천연모로 만들어진 것이 판매되고 있으며 드라마틱한 효과를 보고 싶을 땐 실크, 자연스러운 효과를 보고 싶을 땐 천연모를 고르는 것이 좋다. 한국인에게 맞는 길이는 다음과 같다. 8~9mm는 자연스럽고, 9~10mm는 연장 효과를 확실하게 볼 수 있다. 10~12mm는 주로 무대 연출용으로 사용한다. 속눈썹 연장 시술시 12mm를 붙이는 여성들이 많은데 12mm는 시간이 지나면 축 처져 눈이 잘 보이지 않으므로 보는 이의 시선이 답답하게 느껴질 수 있어 추천하지 않는다.

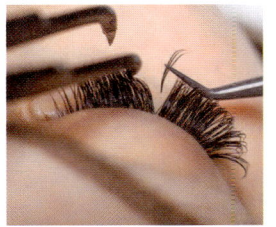

뷰러

속눈썹에 컬링을 주는 도구. 쉽게 표현하면 속눈썹을 접는 도구이다. 그만큼 즉각적인 효과를 볼 수는 있지만 쉽게 풀릴 수 있다. 컬링을 오래 유지하고 싶다면 뷰러를 라이터나 헤어드라이기로 아주 조금 따뜻하게 데워 사용하는 것이 좋다. 더 확실한 효과를 보고 싶다면 나무 면봉이나 이쑤시개 등 나무 꼬치를 사용하는 것이 좋다.

스파츌러

주로 파운데이션을 섞을 때 사용하지만 피부에 고르게 도포할 때 사용하면 깔끔한 베이스를 완성할 수 있다.

면봉

메이크업을 수정할 때 사용하기 좋다. 깔끔한 아이라인을 그리고 싶을 때 뾰족한 면봉을 이용하거나 면봉 끝을 꼬집은 뒤 뾰족한 부분으로 수정하면 훨씬 쉽게 아이라인을 완성할 수 있다.

라텍스 스펀지

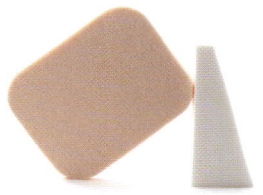

라텍스로 만들어진 메이크업 스펀지. 파운데이션을 고르게 바르고 밀착시키기 좋다. 만들어진 고무의 배합이나 종류에 따라 사용자의 편리에 맞게 선택해서 사용하면 된다. 피부가 예민한 타입이라면 자극이 적은 천연 라텍스로 된 것을 사용한다.

하이드로 스펀지

일반적인 퍼프와 다르게 라텍스 프리(non-latex)로 만들어져 물에 적셔 사용한다. 물에 적신 상태로 두드리면 피부에 수분감을 그대로 유지시켜 주기 때문에 광채 나는 피부 표현을 할 수 있다. 특히 피부에 자극이 전혀 없으므로 극 건성, 극 예민 피부에 적합하다. 하지만 라텍스에 비해 밀착력은 다소 떨어질 수 있다.

메이크업 브러시 클렌저

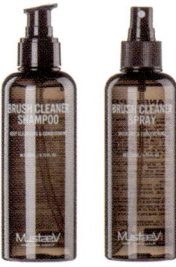

브러시와 스펀지를 세척하는 용액. 일반 물로 세척했을 때보다 세균 박멸 효과가 있으며 세균이 번식하지 못하게 하는 성분이 있으므로 브러시나 스펀지를 세척 후 사용할 때에도 물로만 세척했을 때보다 더 오랫동안 세균이 덜 번식한다.

눈썹 가위

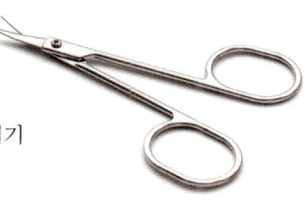

눈썹을 자르는 가위. 눈썹이 필요 이상으로 길어졌을 땐 가위를 이용해서 필요 없는 부위만 따로 잘라내는 것이 좋다. 가위로 길이를 커팅하지 않고 눈썹 칼로만 정리하다 보면 너무 얇아지기 쉽다.

분첩

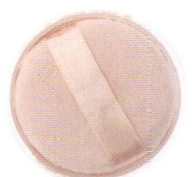

면으로 만들어진 동그란 모양의 도구. 일반적으로 파우더를 바를 때 사용한다. 제품을 묻혀 바로 사용하는 것보다 한번 털어내고 사용하는 게 자연스러운 피부 표현을 할 수 있으며, 때로는 부드러운 휴지 한 장을 분첩에 감싸 두드리면 피부에 있는 유분만 잡아낼 수 있다.

펜슬 샤프너

하드, 스무스 타입 펜슬 깎이. 메이크업용 펜슬 규격은 보통 2가지로 나뉘어 있기 때문에 한 번 구입할 때 크기가 다른 두 가지가 붙어 있는 듀오 타입을 구매하면 좋다. 처음에 구매할 때 제품력이 좋은 것을 구매해야 오래 사용할 수 있다.

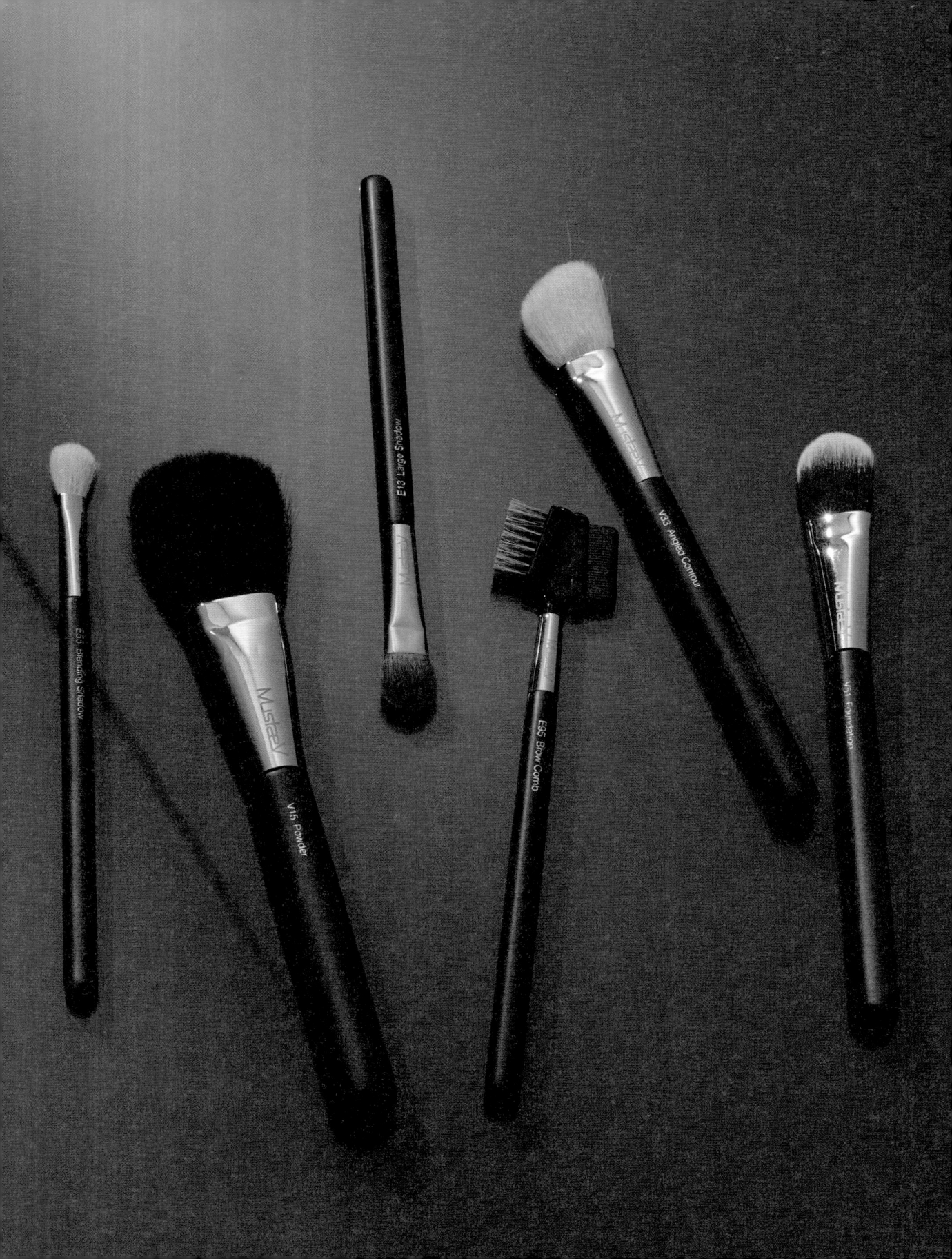

메이크업 브러시

브러시를 만들 때 사용한 모의 종류에 따라 쓰임새가 나뉜다. 꼭 어디에 써야 한다는 법은 없지만 모질을 파악 후 사용하면 브러시에 대해 이해도가 높기 때문에 적절한 메이크업에 더 쉽게 접근할 수 있다.

브러시는 관리만 잘 한다면 평생 사용할 수 있는 제품이기 때문에 한 번 구매할 때 신중하게 고른다.

파운데이션 브러시

보통 테크론(techron)으로 만들어져 있어 세척이 쉽고 편리하다. 가볍게 세척 후 나둬도 원래 모양 그대로 마르기 때문에 초보자도 쉽게 관리할 수 있다. 단단하고 균일하게 발려 리퀴드, 크림 타입 제품을 사용하기 적합하다. 가루 타입에 사용해도 무관하지만 두껍게 발릴 수 있기 때문에 조심해야 한다.

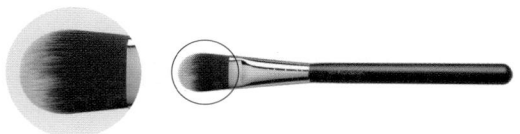

컨실러 브러시

크림 타입 사용에 용이하게 만들어야 하기 때문에 주로 테크론으로 만들어진다. 다크서클 커버 등 넓은 면적을 커버하기엔 2cm 정도의 넓이가 좋으며 점이나 주근깨 등 좁은 면적을 커버할 땐 끝이 뾰족한 타입이 좋다.

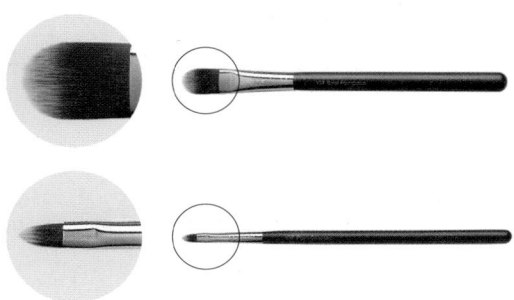

파우더 브러시

크기에 따라 셰이딩, 블러셔, 하이라이터 브러시로 나눠 쓸 수 있다. 크기는 본인의 취향에 맞게 고르면 된다. 모의 종류는 산양모, 청설모, 테크론 등 여러 종류가 있으나 고르게 바른 베이스를 망가뜨리고 싶지 않다면 부드러운 산양모를 추천한다. 저렴한 브러시일수록 매우 딱딱해서 고르게 발리지 않기 때문에 지저분한 메이크업이 될 수 있다. 적당한 부드러움과 텐션을 갖춘 브러시가 좋은 브러시이다.

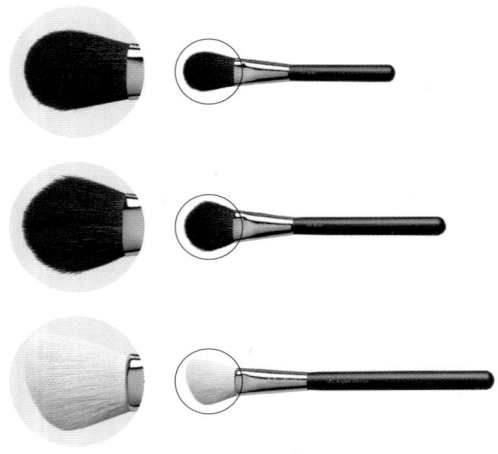

아이섀도 브러시

족제비, 산양모 등 여러 종류로 만들어져 다양한 모양이 존재한다. 눈 모양에 따라 사용자 성격에 따라 천차만별이기 때문에 장단점을 따지긴 어렵다. 실제로 같은 브러시라도 아티스트에 따라 각자 사용하는 방법들이 다르다. 그래도 초보자가 사용하기 쉬운 타입을 골라 보자면 산양모(탈색모)로 만들어진 풍성한 타입은 블렌딩하기에 적합하고 마모, 족제비모 등으로 만들어져 좁은 타입은 포인트 부위 사용에 적합하다.

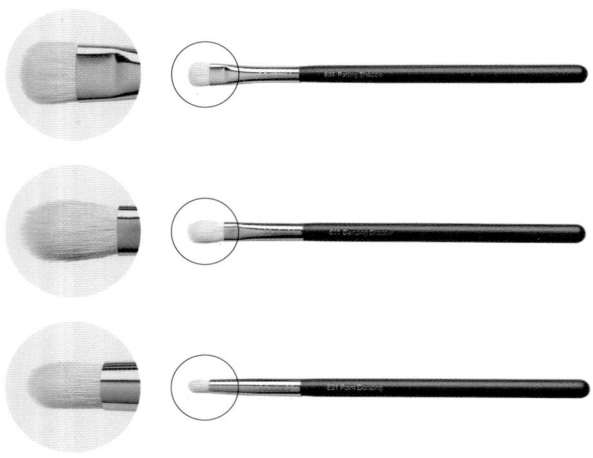

스크루 브러시

눈썹과 속눈썹을 고르게 빗어 주는 브러시로 보통 폴리 소재로 만들어져 있어 저렴하게 잘 나오는 편이다. 눈썹을 고르게 빗어 정돈하면서 그리면 훨씬 디테일하게 자연스러움을 연출할 수 있다. 많은 사람들이 필요를 잘 못 느끼지만, 사실은 정말 필요한 브러시 중 하나다.

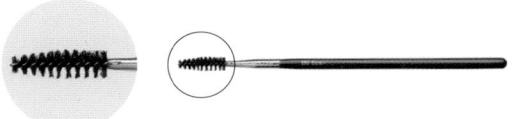

브로우 브러시

테크론으로 만들어지는 것이 보통이나 동물 모도 종종 섞여 있다. 눈썹 사이사이를 비집고 들어가야 하기 때문에 텐션이 있는 브러시가 좋다. 얇은 사선 모양의 브러시를 사용해서 한 올 한 올 채우는 형태로 사용하는 것이 가장 바람직하다.

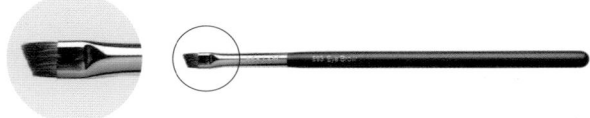

아이라이너 브러시

세척이 쉽고 모양이 잘 변하지 않는 테크론으로 만들어진 브러시가 적합하다. 둥근 모양이 대중적으로 많이 쓰이고 있으나 납작한 일자 모양의 브러시도 써볼 만하니 여러 모양을 테스트해서 본인에게 편한 모양을 고른다.

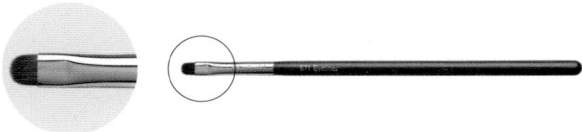

립 브러시

탄력 있는 테크론으로 만들어진다. 보통 사용하는 립 제품에 제품을 돋보이게 해줄 어플리케이터가 내장되어 있거나 립스틱을 사용하기 때문에 많은 사람들이 필요함을 느끼지 못하는 것 중 하나이지만 정교한 메이크업을 하고 싶다면 립 브러시를 따로 사용할 것을 추천한다.

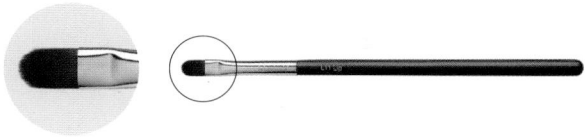

급한 아침 메이크업을 위한
스피디한 피부 워밍업

많은 사람들이 화장품을 바르는 순서를 어렵게 생각하지만 단순하게 생각하면 쉽다.
수분과 오일은 서로 섞이지 않는다. 피부는 오일이 발려진 뒤엔 아무것도 흡수되지 않는다.
그러므로 수분성 화장품을 먼저 바르고 오일을 바르면 그 오일이
피부의 촉촉함이 증발하지 못하도록 막아주는 코팅 막을 형성한다고 생각하면 된다.

How To

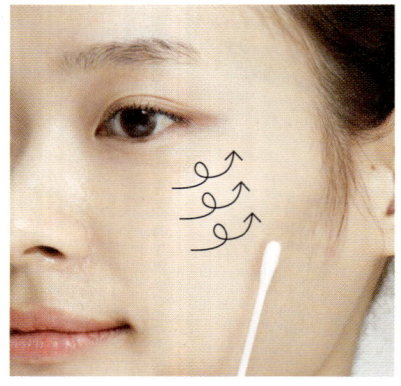

01 면봉에 화장수를 듬뿍 적셔 얼굴 전체에 롤링하며 쌓인 각질과 피지를 닦아낸다. 피지 분비량이 많은 코, 입 주변은 한번 더 확인하며 깨끗하게 정돈한다.

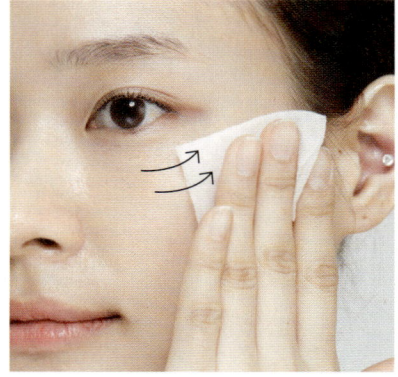

02 화장솜에 화장수를 충분히 적셔 얼굴 전체를 닦아내어 피부결을 정돈하고 각질을 제거한다.

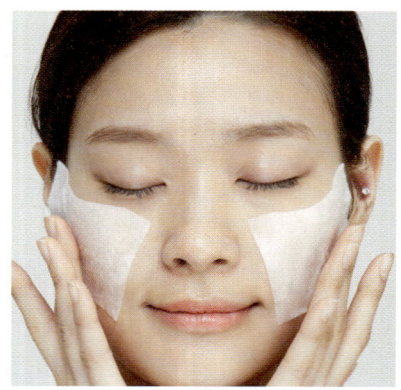

03 화장수를 적신 화장솜을 붙여 수분을 보충한다.

참고 화장솜을 떼어내면서 피부결대로 닦아내고 유수분 밸런스를 조절해 주는 쫀쫀한 타입의 수분 크림을 바른다. 수분만 있는 제품보다는 유분기가 적당히 있는 꾸덕한 제형을 추천한다.

윤기 나는 피부를 위한
스트로빙 메이크업

스트로브 크림이란 미세하게 작은 펄이 함유되어 있어 윤기 나는 피부 표현을 도와주는 제품이다.
이 제품을 사용해서 윤기 나는 피부를 최대한 강조한 메이크업이 스트로빙 메이크업이다.
스트로빙 메이크업은 모델들이 런웨이 백스테이지에서 조명에 빛나는 매끈한 피부 연출을 보여주는 사진이 퍼지면서 유행하였는데,
특히 카메라 플래시에 잘 반응하는 아주 효과적인 메이크업이다.

— H o w T o —

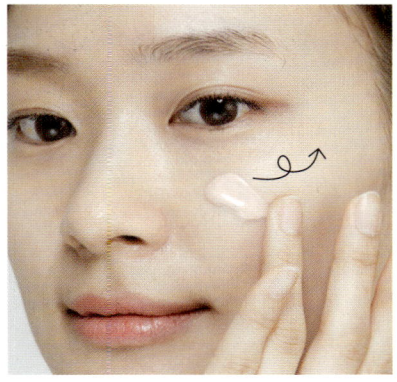

01 기초화장이 끝난 얼굴에 스트로브 크림을 얇게 바른다. 손가락으로 돌려가며 바르면 펄감이 좀 더 살아난다.

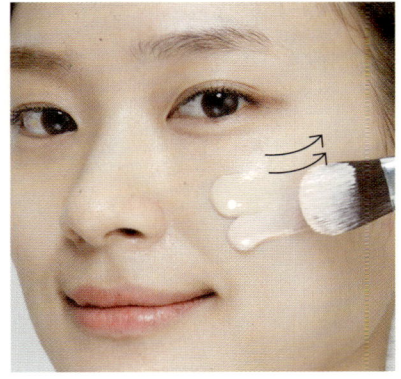

02 파운데이션과 스트로브 크림을 1:1 비율로 섞어 전체적으로 도포하고 브러시를 세워 돌려 바른다. 브러시 사용이 어렵다면 손가락으로 발라도 무방하다.

(참고) 이때 브러시를 세워서 바르면 광택이 더 살아나 더욱 건강해 보이는 피부 표현을 할 수 있다.

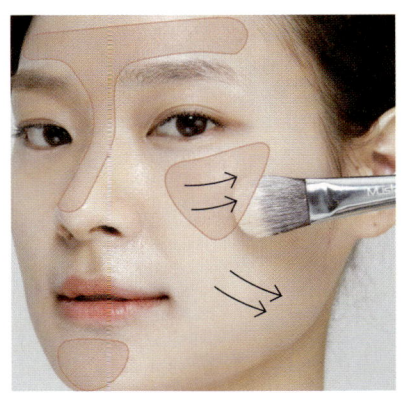

03 광대, 티존, 턱끝에 한 겹 더 발라 펄감을 강조하면 더욱 빛나는 피부를 연출할 수 있다.

(참고) 브러시는 피부결대로 사용해야 피부에 자극이 되지 않는다.

촉촉한 피부를 위한
물광 메이크업

물광 메이크업은 TV나 영화 속 여배우들이 방금 샤워하고 나온 듯 보이는 촉촉한 피부를 대중들이 궁금해하면서 시작되었다.
오래 지속되기 힘들기 때문에 보통은 화보나 광고 등 촬영장에서 많이 사용된다.
특히 머리카락이 얼굴에 달라붙을 수도 있고, 윤기가 과할 경우 유분 같아 보일 수도 있어
때와 장소를 잘 구분해서 사용하는 것이 좋다.

H o w   T o

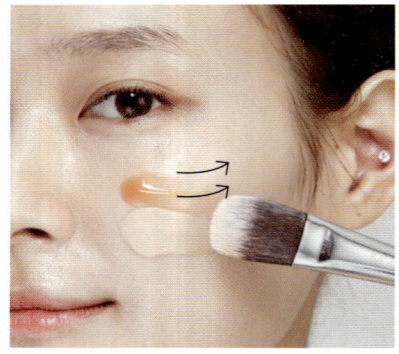

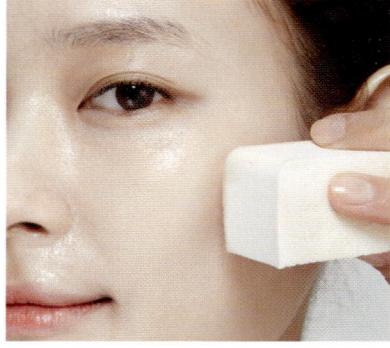

01 파운데이션과 쫀쫀한 수분 젤이나 밤 타입의 오일 중 하나를 선택해 3:1 비율로 섞어 바른다.

02 브러시의 자국이 남을 수 있으므로 스펀지로 두드려 준다.

참고 적셔 사용하는 스펀지(하이드로 스펀지 : 30쪽)를 사용하는 것이 효과적이다. 적셔 사용하는 스펀지가 따로 없다면 스펀지에 미스트를 2~3회 분사 후 촉촉하게 사용한다.

깨끗한 이미지 연출을 위한
보송한 피부 표현

파우더를 사용하면 아이처럼 보송보송한 피부 표현이 가능해서 더욱 어려 보이고
깨끗한 이미지를 연출할 수 있다. 하지만 너무 많이 사용하면 자칫 건조해질 수 있고,
잔주름이 많은 타입이라면 주름이 돋보일 수 있으니 주의한다.
여기서는 파우더를 사용하지 않고 라텍스 스펀지만으로 보송한 피부를 연출했다.

— H o w   T o —

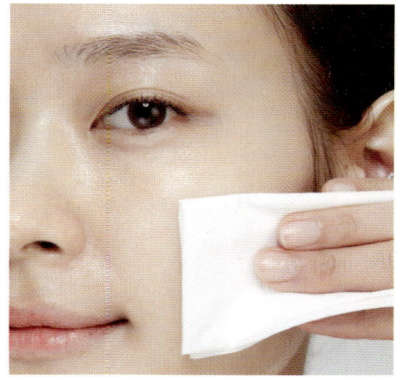

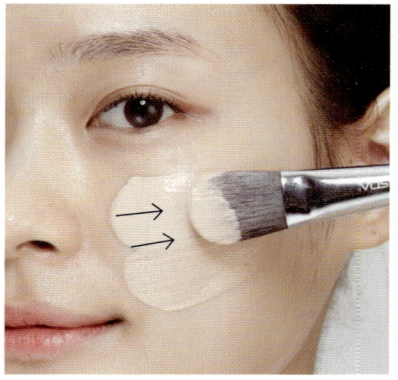

01 기초 제품을 바른 뒤 티슈로 한 번 유
분기를 닦아낸다. 이때, 살짝 눌러서 닦
아내고 밀어내지 말 것! 피부에 자극이
될 수 있다.

02 브러시로 파운데이션을 고르게 한 겹
발라 준다.

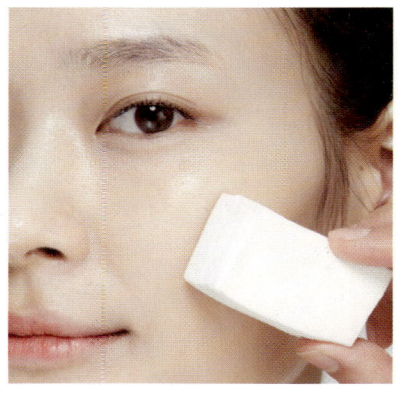

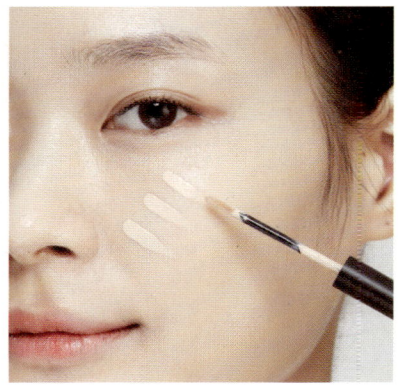

03 여러 번 얼굴을 두드려 밀착시킨다.
티존과 애플 존은 두세 번 반복한다. 이
과정에서 스펀지에 미스트를 2회 분사 후
사용하면 피부 속은 촉촉하고 겉은 보송
한 피부 표현이 가능하다.

04 커버가 필요한 부위에 리퀴드 타입
컨실러를 발라 스펀지로 두드려 준다.

다크서클
커버하기

다크서클은 눈가를 중심으로 파란 혈관이 비치는 현상으로
피부 타입에 따라, 건강 상태에 따라 다르게 나타난다.
눈 주변으로 파랗게 비치다 보니 커버하지 않으면 탁하고 우울해 보일 수 있다.
파란색과 보색인 붉은 기 도는 컨실러를 사용하면 효과적이다.

———— H o w T o ————

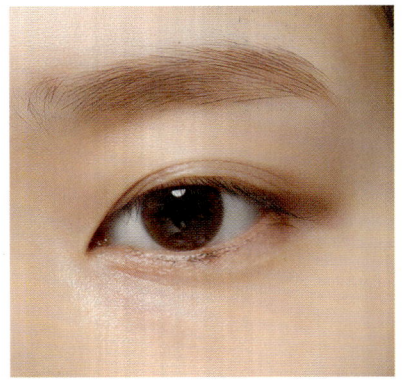

01 건조해서 주름이 잘 질 수 있는 눈가
는 쫀쫀한 느낌의 촉촉한 크림 타입 컨실
러를 사용한다.

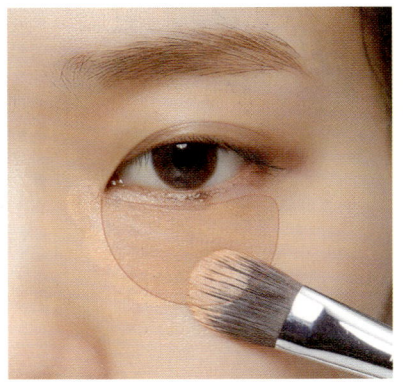

02 커버가 필요한 부위에 작은 브러시나
손가락으로 크림 타입 컨실러를 바른다.
참고 다크서클 커버는 파운데이션 전과 후 아무 때
나 해도 무방하다. 눈에 너무 가깝게까지 바를 필요
는 없다.

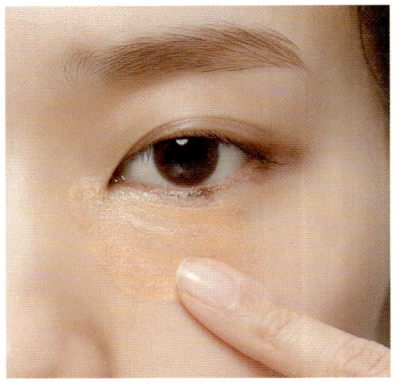

03 힘이 약한 넷째 손가락이나 새끼손가
락으로 눈가를 가볍게 두드린다.
참고 지문이 잘 묻어나는 사람이라면 스펀지를 사
용해서 두드린다.(손에 열이 많으면 자국이 잘 남)

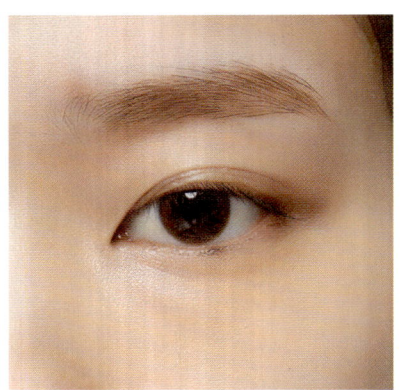

04 스펀지로 두드려 밀착시키고 마무
리한다. 이렇게 우선적으로 톤 보정부터
하면 이후 베이스를 위한 파운데이션을
얇게 사용해도 깨끗한 피부 표현이 가능
하다.

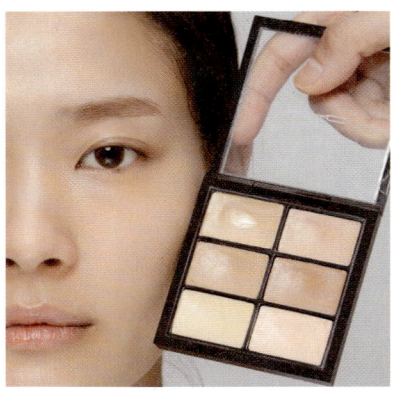

05 정확한 피부 표현을 하고 싶다면 여
러 가지 색을 섞어서 사용할 수 있는 컨
실러 팔레트를 추천한다.

내 피부색에 맞는
파운데이션

파운데이션을 고를 때는 내 피부색과 잘 맞는 제품을 고르는 것이 중요한데,
화장품 매장에서 여러 색상의 파운데이션을 보면 혼돈이 오기 쉽다.
이럴 때 나에게 맞는 파운데이션 고르는 방법을 알아보자.

H o w   T o

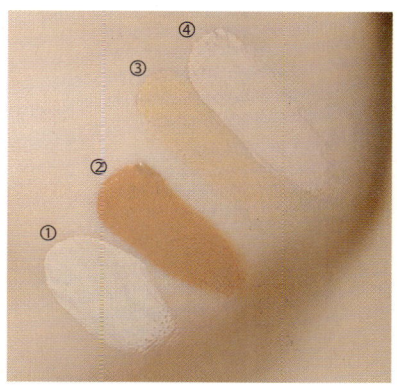

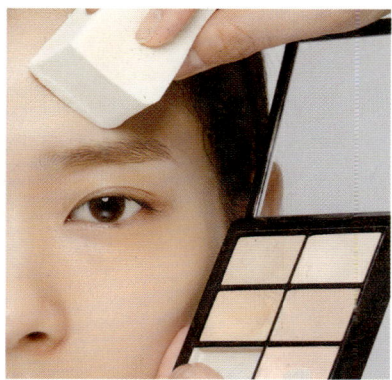

01 여러 가지 파운데이션을 턱끝에 발라본다. 어느 것이 밝고 어두운지, 어느 것이 나에게 맞는 컬러인지 쉽게 찾을 수 있다.

참고 여기서는 ①, ④ 컬러가 모델에게 적당한 색인데 ①은 웜톤, ④는 쿨톤이다.

02 자연스러운 피부 표현을 원하면 턱끝에 맞춰 보고, 화사한 피부 표현을 원하면 이마에 맞춰 보거나 반 톤 밝게 고르는 것을 추천한다.

원하는 대로
립 라이너 그리기

자연스럽게 도톰한 입술을 연출하고 싶은 사람이나 짝짝이인 입술 라인을 수정하고 싶은 사람은 립 라이너를 이용하면 좋다.
요즘은 필러 시술의 발달로 메이크업보다 시술을 하는 경우가 많은 편이지만 입술은 그 어떤 곳보다 연약한 피부이고,
많은 혈관이 모여 있는 예민한 부위이므로 조심해야 한다. 본인에게 잘 맞는 립 라이너를 찾아낸다면
그 어떤 시술도 부럽지 않은 나만의 입술 라인을 만들 수 있다.

———— H o w   T o ————

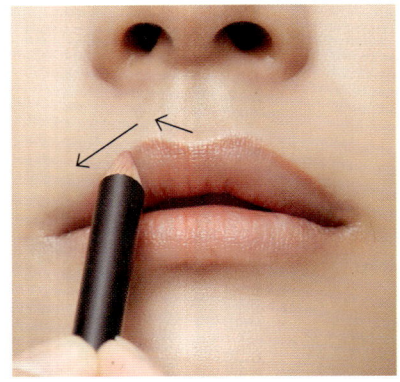

01 자연스러운 립 라인을 그리려면 입술
색과 가장 비슷한 컬러를 고르면 된다.
참고 입술 색과 비슷한 컬러로 라인을 그리고 그
위에 다른 색을 발라도 상관없다.

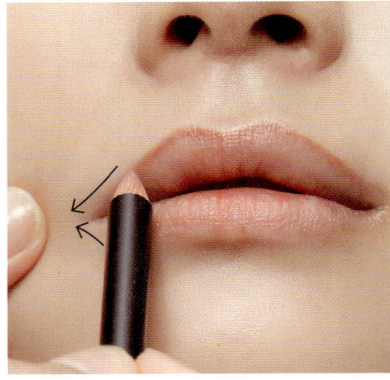

02 삐뚤빼뚤하지 않고 부드럽게 잘 그리
려면 라인을 그릴 때 입술 끝을 살짝 당
겨 준다.

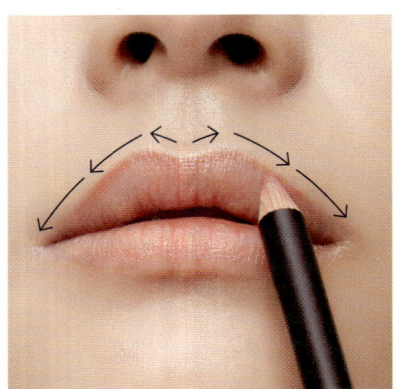

03 도톰한 입술 라인을 원한다면 원래 입
술보다 살짝 아웃커브로 그려 준다.
참고 너무 두껍게 그리면 부담스러운 입술 라인이
될 수 있으니 주의한다.

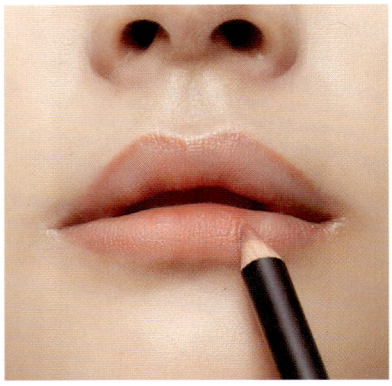

04 입술 안쪽도 라이너로 살짝 색감을
연결해 주면 더 자연스러운 입술 라인을
연출할 수 있다.

도톰한 입술을
연출하고 싶다면

도톰한 입술은 섹시하고 건강한 이미지를 연출한다.
또 입술이 너무 얇아 걱정인 사람은 또렷한 입술 표현보다는
글로스를 이용해 시선이 분산되는 메이크업이 더 적합하다.

H o w   T o

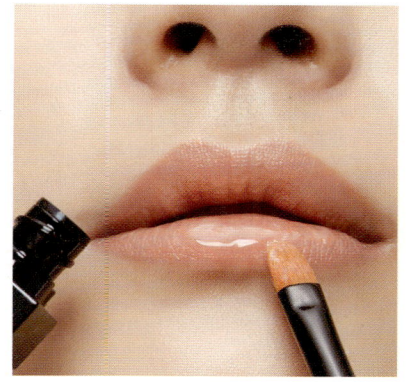

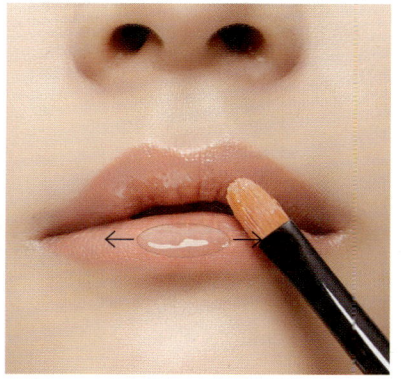

01 도톰한 입술을 연출하고 싶다면 글로스 타입을 추천한다.

02 글로스는 안쪽에 바르고 바깥쪽은 자연스럽게 덜어낸다.

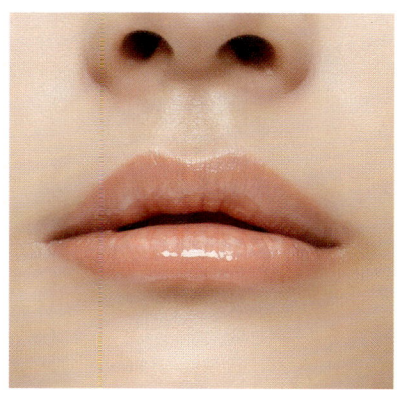

03 컬러가 들어간 글로스도 동일한 효과가 적용되니 여러 가지로 도전해 보자.

참고 립 라이너를 립스틱보다 어둡게 사용하면 입술 안쪽이 상대적으로 팽창되어 보여 도톰한 입술을 연출할 수 있다. 반면 립스틱과 립 라이너를 비슷한 색으로 사용하면 자연스러운 연출이 된다.

일자 눈썹 그리기

눈썹은 본인이 타고난 모양을 토대로 뼈의 모양을 생각하며 그리는 것이 중요하다.
도톰한 일자형 눈썹은 선한 이미지를 연출한다.

How To

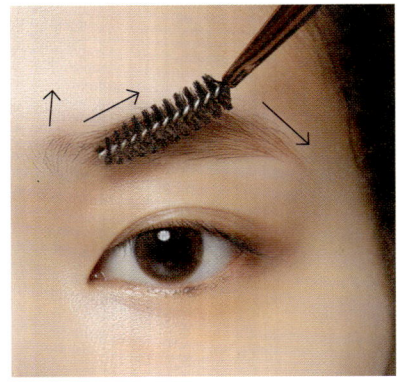

01 스크루 브러시로 눈썹을 결대로 고르게 빗는다.

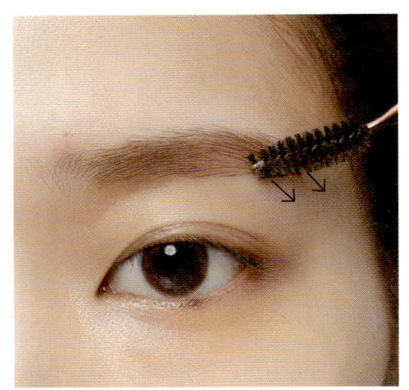

02 최대한 내려 빗는다.

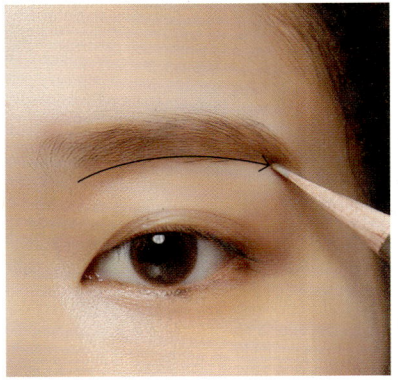

03 모발과 비슷한 컬러로 눈썹 밑단을 최대한 평행으로 그려 준다.

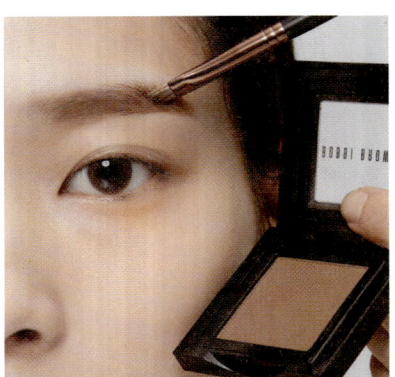

04 베이지 브라운색 섀도로 눈썹을 고르게 채워 준다.

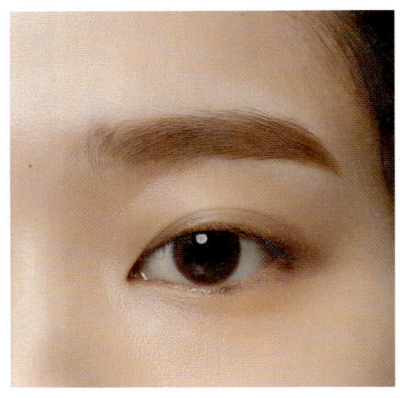

05 일자 눈썹이 완성된다.

참고 눈썹을 그릴 때는 거울을 정면에 두고 그리는 것이 좋다.

아치형 눈썹 그리기

우아하고 지적인 느낌을 연출하기엔 아치형 눈썹이 적합하지만
보통 동양인의 경우 눈썹 뼈와 이마뼈의 라인에 굴곡이 없는 편이므로
자칫 잘못하면 인위적으로 올라간 느낌을 줄 수 있으니 주의한다.

───── H o w　T o ─────

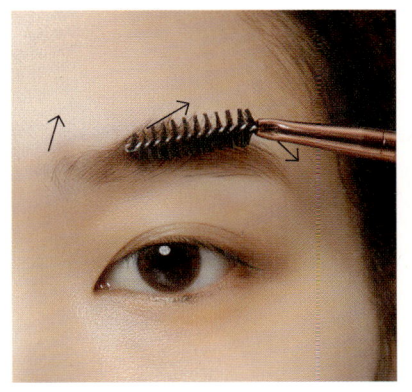

01 스크루 브러시로 눈썹을 위로 거칠게 빗어 준다.

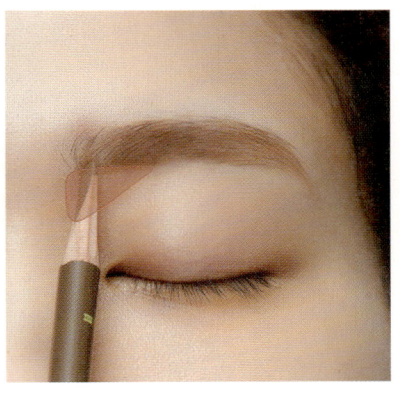

02 모발과 비슷한 컬러로 눈썹 앞의 아랫부분을 채워 준다.

참고 눈썹의 시작점을 내리면 인위적으로 올려 그리지 않아도 자연스럽게 굴곡이 생긴다.

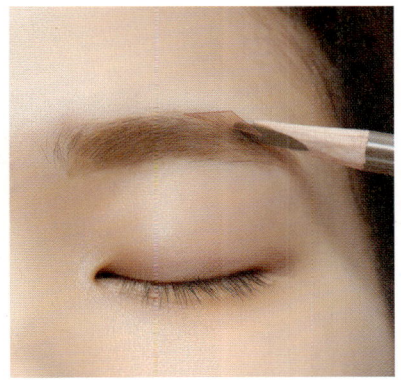

03 눈썹 산을 따라 눈썹 위를 채워 그린다.

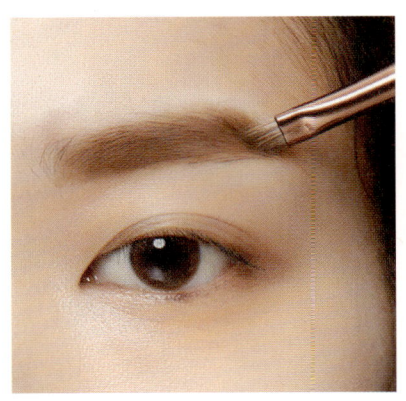

04 그린 모양을 따라 브라운색 새도로 눈썹을 고르게 채워 준다.

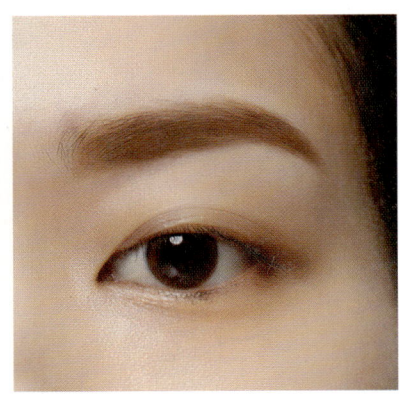

05 2~5 과정을 응용해서 눈썹의 커브를 경사지게 그리면 더 과감한 아치형 눈썹을 완성할 수 있다.

길고 풍성하며 자연스럽게
인조 속눈썹 붙이기

길고 풍성한 속눈썹은 드라마틱한 효과를 볼 수 있는 아이 메이크업 기술 중 하나이다.
속눈썹이 길면 옆모습이 여성스러워 보이고 이마는 물론 콧대 라인까지 오뚝해 보이며,
속눈썹이 풍성하면 눈매가 깊고 그윽해 보이는 효과가 있다. 하지만 시중에 나온 일체형 속눈썹을 따라 붙여 보면 자칫 인위적으로 보인다.
자연스러운 아이 메이크업을 원하는 사람은 한 가닥 속눈썹을 사용하는 것도 좋다.

— H o w   T o —

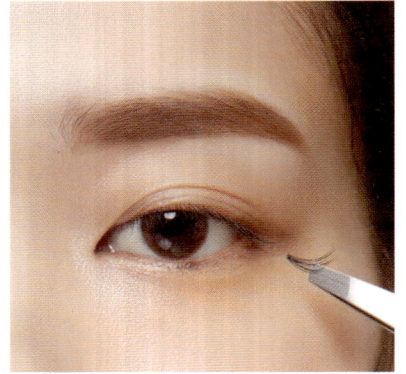

01 취향에 따라 속눈썹을 고른다.

참고 한 가닥짜리 제품을 이용한다면 간단한 방법으로 전문가 못지않게 자연스럽고 풍성한 속눈썹을 연출할 수 있다.(속눈썹 : 29쪽)

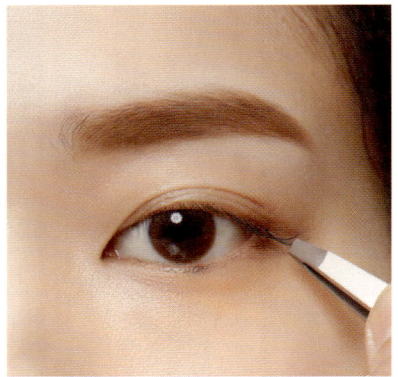

02 풀을 묻혀 속눈썹과 속눈썹 사이에 조심스럽게 붙인다.

참고 속눈썹과 속눈썹 사이에 붙여야 자연스러운 풍성함을 연출할 수 있고 잘 고정되어 속눈썹 떨어질 걱정이 없다.

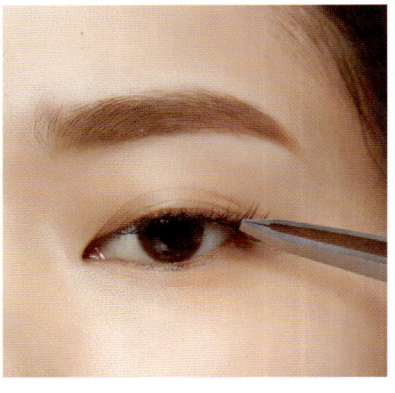

03 풍성함을 원한다면 일정한 간격으로 촘촘히 붙여 주고, 자연스러움을 원한다면 속눈썹이 빈 곳에 몇 개만 붙여 준다.

참고 풀이 마르는 과정에서 속눈썹이 처지지 않게 조심한다.

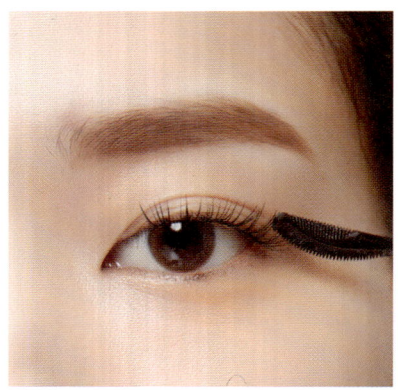

04 인조 속눈썹과 본인의 속눈썹을 서로 잘 붙여 준다는 느낌으로 마스카라를 고르게 발라 준다.

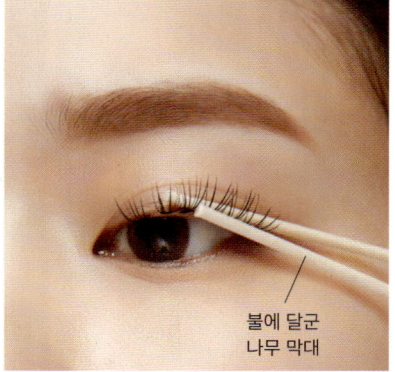

불에 달군
나무 막대

05 나무 막대를 1개만 달궈서 컬을 잡아 주면서 좀 더 밀착력 있게 붙인다. 컬의 강도는 본인이 원하는 눈 모양에 따라 다르게 잡는다.

참고 나무 막대로 컬을 잡을 때 속눈썹을 올리는 각도에 따라 속눈썹의 모양이 달라진다.

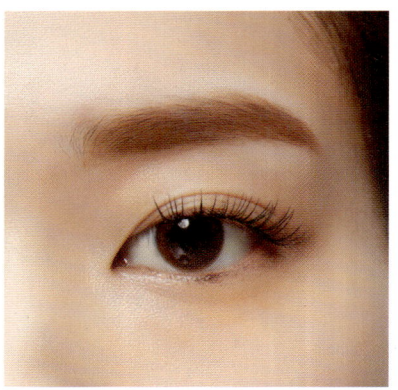

06 자연스러운 인조 속눈썹 붙이기가 완성된다.

입체감 있는
눈매를 원한다면

깊이 있는 그윽한 눈매를 연출하려면 음영 섀도로도 충분하지만
더욱 효과적으로 입체감을 주고 싶다면 펄 섀도를 사용하면 된다.

How To

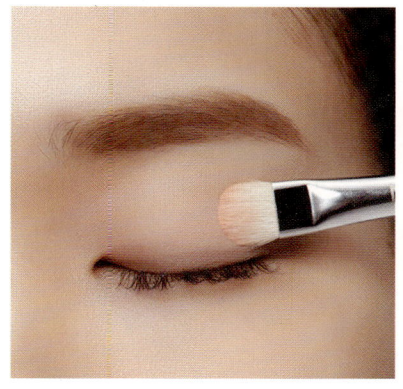

01 눈두덩 전체에 베이스가 될 옅은 베
이지색을 전체적으로 도포한다.

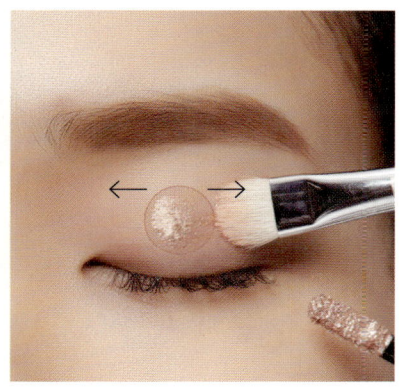

02 글리터가 들어간 펄 섀도를 눈 중앙
에 발라 펼친다.

참고 미세한 입자만 있는 펄 섀도보다 글리터 입자
가 들어 있어야 더 효과적이다.

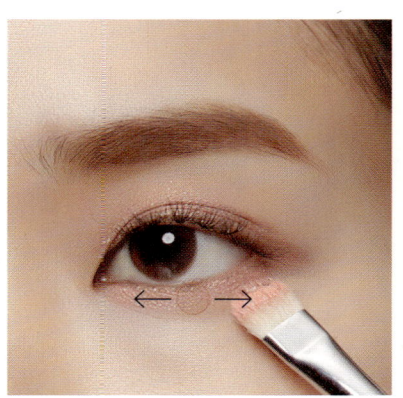

03 언더도 마찬가지로 중앙에 가장 먼저
바르고 앞뒤로 펼친다.

참고 중앙이 가장 튀어나와 보이는 효과

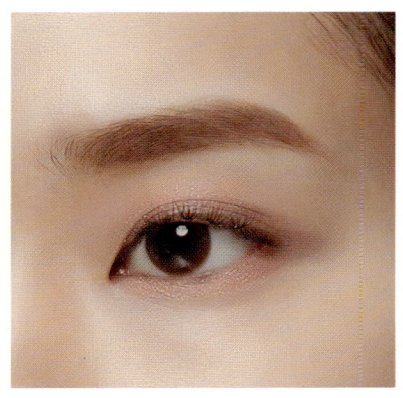

04 이렇게 눈동자를 중심으로 중앙에 펄
을 바르고 앞뒤로 펼쳐 바르면 자연스럽
게 입체감이 형성되며 이렇게 베이스 메
이크업을 한 후 음영을 넣어도 좋다.

부드러워 보이는
스모키 메이크업

스모키 메이크업은 드레시 업 하기에 가장 좋은 방법 중 하나이지만
동양인의 경우 잘못하면 너무 못돼 보이는 인상이 될 수 있다.
못돼 보이지 않게 매력 있고 그윽한 눈매가 되도록 좀 더 부드럽게 연출해 보자.

H o w   T o

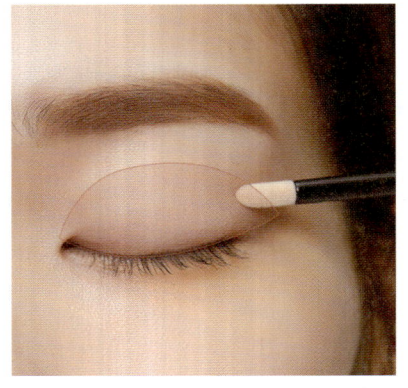

01 눈두덩에 아이 프라이머를 넓게 바른다.

참고 섀도를 바르기 전에 아이 프라이머를 사용하면 섀도의 유지력을 상승 시킬 수 있다.

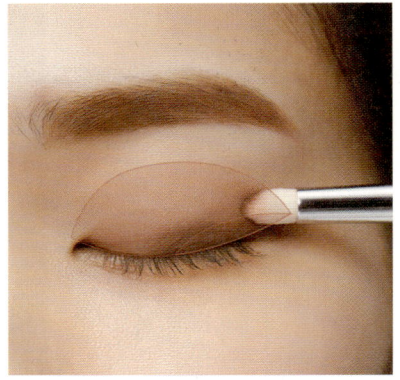

02 브라운 섀도를 눈두덩 전체에 바르고 눈 안쪽으로는 포인트가 될 수 있는 에스프레소 컬러를 덧바른다.

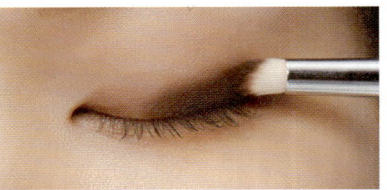
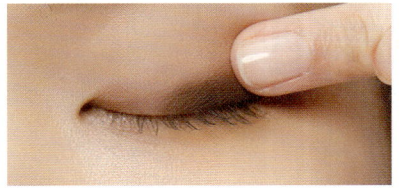

03 어두운 색을 너무 넓게 바르면 부담스러울 수 있으므로 쌍꺼풀 라인 안쪽만 살짝 진하게 발라 준다.

참고 손가락이 편한 사람은 손가락으로 블렌딩해도 자연스러운 음영을 연출할 수 있다.

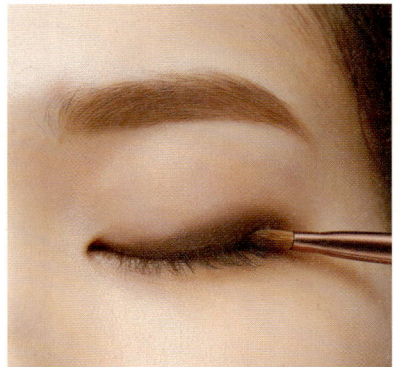

04 에스프레소 컬러 아이라이너 펜슬을 이용해서 쌍꺼풀 라인과 가까운 눈 안쪽을 좀 더 꼼꼼히 채워 준다.

05 아이라인 위에 브라운 섀도를 덧바르면 눈매가 더욱더 깊어 보인다.

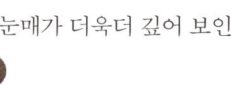

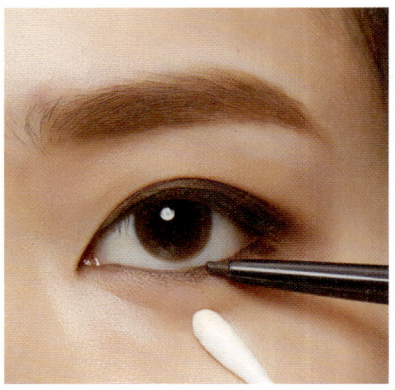

06 에스프레소 아이라이너 펜슬로 언더 점막을 채워 준다. 점막에 유분기가 있으면 잘 그려지지 않으므로 면봉으로 한 번 닦은 후 그려 준다.

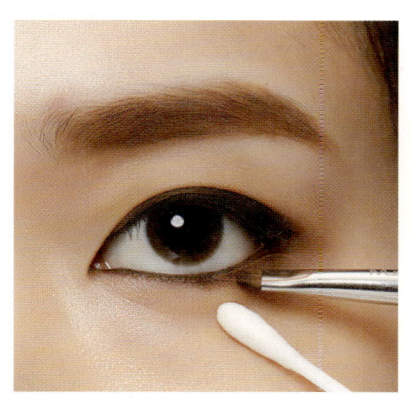

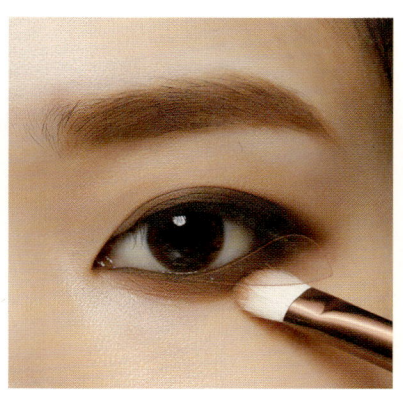

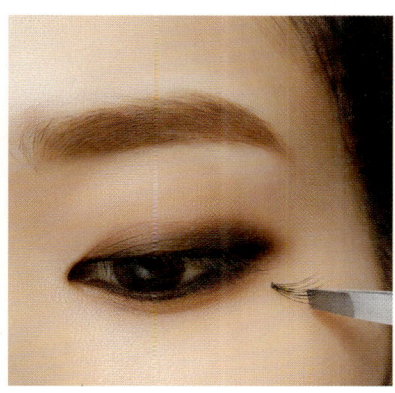

07 02에서 포인트로 사용했던 에스프레소 섀도로 그러데이션을 넣어 준다. 꾹꾹 누르듯 라인을 뭉개 주면 더 쉽다.

●

08 브라운 섀도로 그 주변을 감싸듯 자연스럽게 마무리한다.

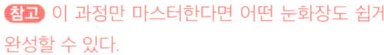

참고 이 과정만 마스터한다면 어떤 눈화장도 쉽게 완성할 수 있다.

●

09 한 가닥 속눈썹을 이용해서 더욱 풍성하고 자연스터운 눈매를 연출한다.

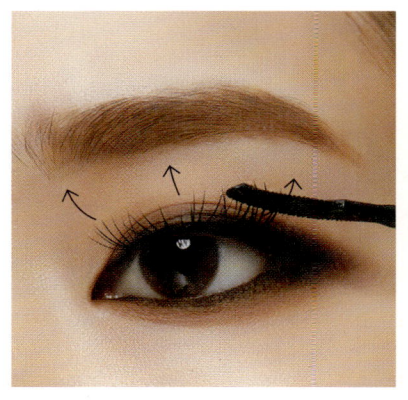

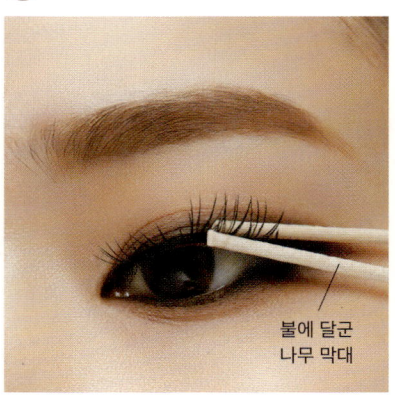

불에 달군 나무 막대

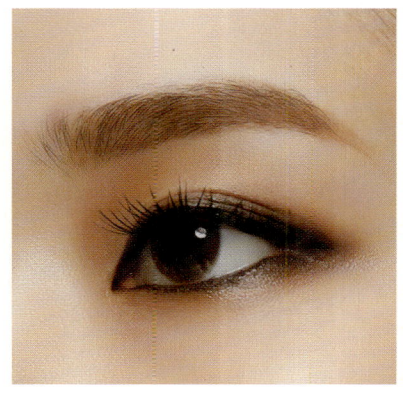

10 마스카라로 컬을 잡으면서 속눈썹을 눌러 고정한다.

11 불로 달군 나무 막대를 이용해 속눈썹의 컬링을 만들어 준다.

12 완성도 높은 스모키 메이크업이 완성된다.

참고 눈 밑에 섀도가 떨어졌다면 파운데이션을 묻힌 면봉으로 닦아낸 후 두드려 준다.

자연스러운 입체감이 살아 있는 눈매 연출하기

음영은 어떤 위치에 어떤 컬러를 사용하느냐에 따라 자연스럽게 완성할 수 있지만,
굉장히 인위적으로 보일 수도 있으므로 조심해야 한다.
여기서는 연한 펄 섀도로 자연스러운 입체감을 형성하는 방법과
그 위에 어두운 음영을 더해 입체감을 더하는 방법을 알아본다.

How To

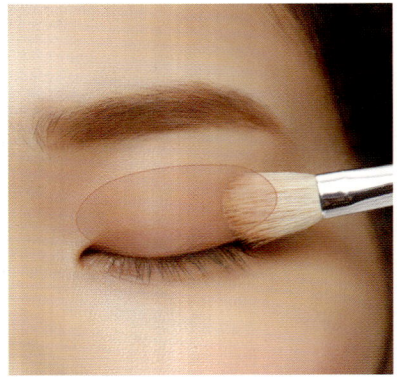

01 옅은 베이지색을 눈두덩에 전체적으로 바른다.

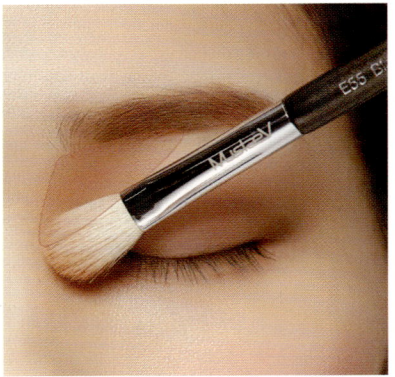

02 콧대 라인을 중심적으로 바르면 좀 더 이국적인 이미지를 연출할 수 있다.

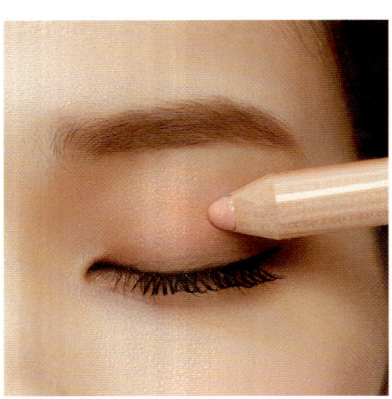

03 눈 중앙에 미세한 펄 입자가 함유된 섀도를 발라주면 자연스러운 입체감이 형성된다.

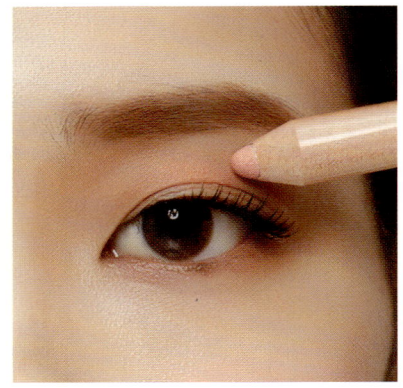

04 이 과정은 모든 아이 메이크업에 적용할 수 있다. 1차로 여기까지만 해도 자연스러운 입체감을 연출할 수 있지만, 이후 과정에서 어두운 톤을 추가해 음영을 연출할 수 있다.

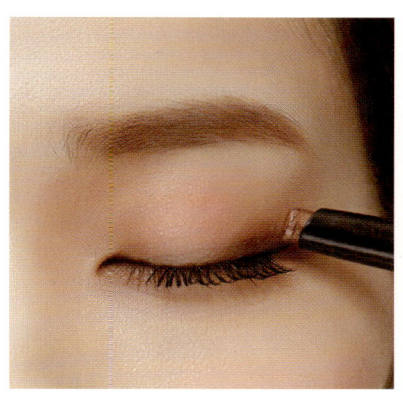

05 눈 중앙을 제외한 눈꼬리 부분에 음영을 넣어 중앙이 튀어나와 보이게 연출한다.

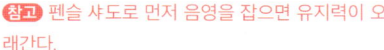 펜슬 샤도로 먼저 음영을 잡으면 유지력이 오래간다.

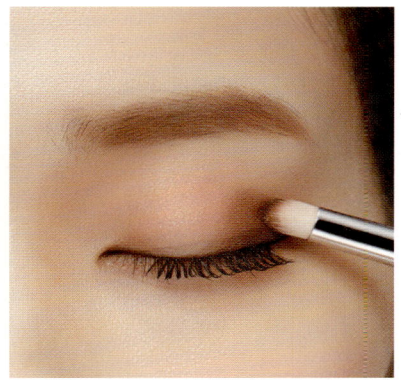

06 펜슬 섀도와 비슷한 컬러의 섀도로 더 자연스럽게 펼쳐 준다.

참고 펜슬 위에 가루 타입 섀도를 얹으면 잘 번지지 않게 도와준다.

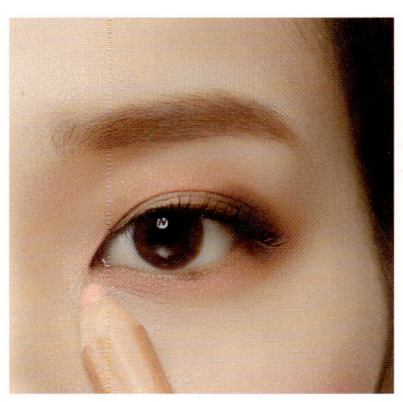

07 핑크색 섀도로 눈 앞머리와 언더를 칠해 길어 보이는 눈매를 연출한다.

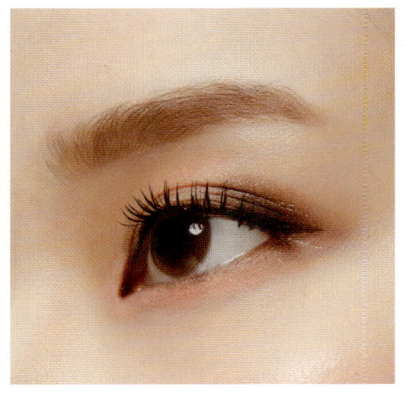

08 자연스러운 입체감이 살아 있는 눈매 연출 완성!

Neutral & Elegant

Neutral & Elegant

얼굴의 뼈가 그대로 드러나는 중성적인 느낌이 강한 이목구비를 가지고 있어 중간 채도의 컬러를 사용했다.

얼굴뼈의 장점을 살려 메이크업하면 모델 같은 우아한 여성의 이미지를 연출할 수 있다.

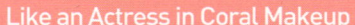

Like an Actress in Coral Makeup

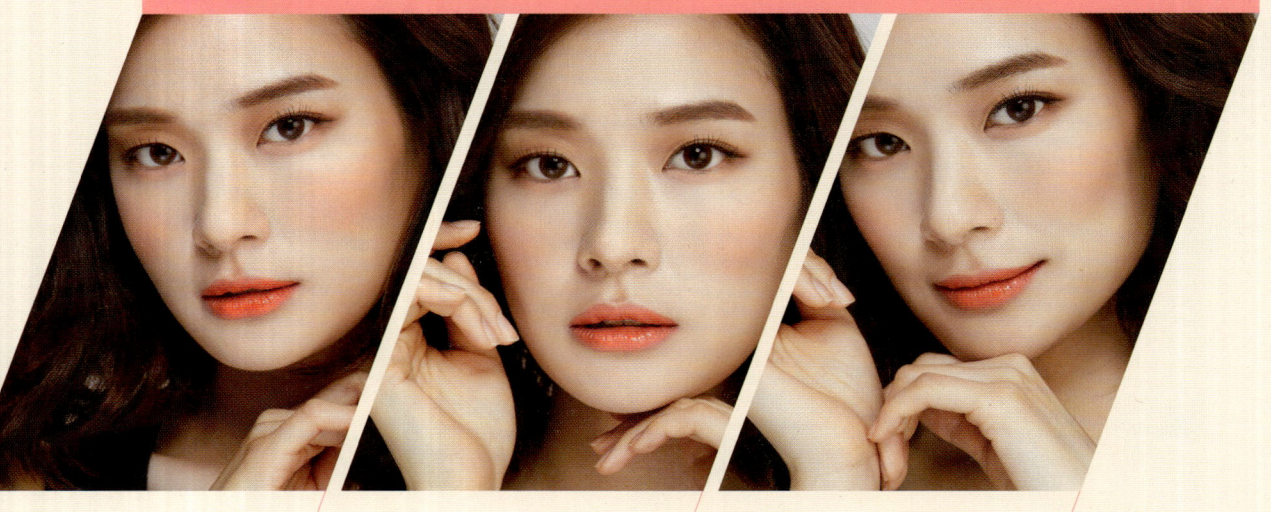

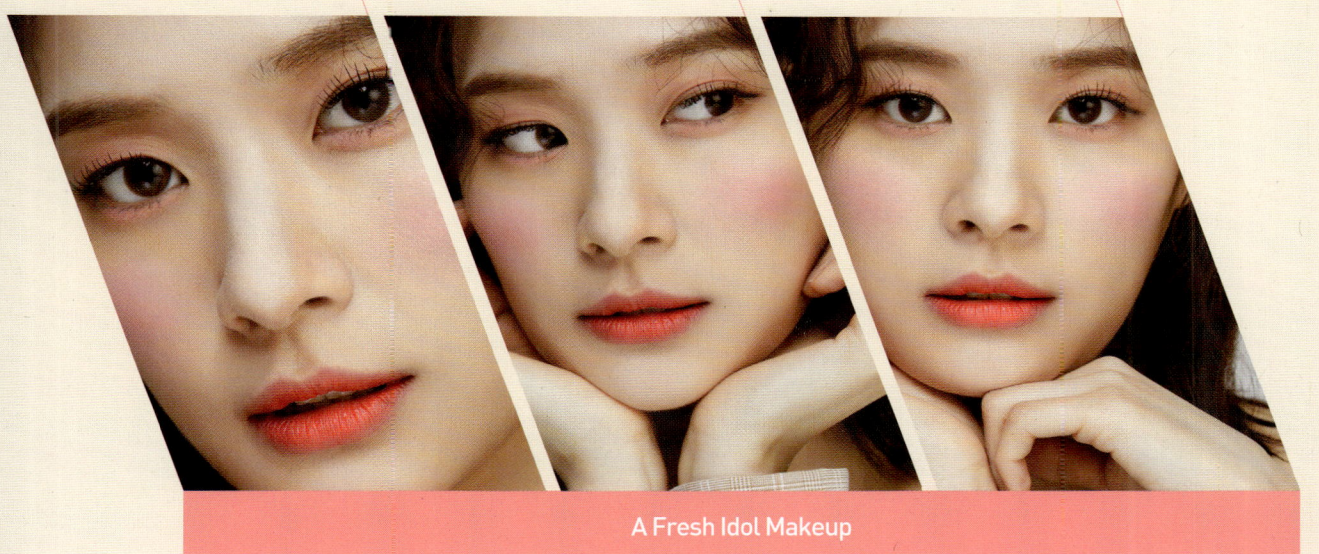

A Fresh Idol Makeup

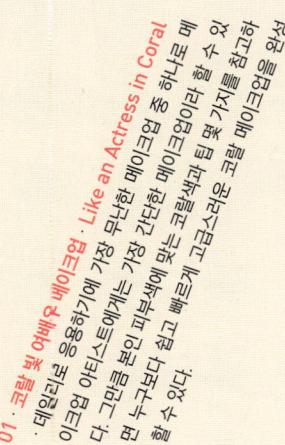

01 · 코랄빛 여배우 메이크업 · Like an Actress in Coral

· 메이크업 응용하기에 가장 무난한 메이크업 중 하나로 메이크업 아티스트에게는 가장 간단한 메이크업이라 할 수 있다. 그만큼 본인 피부색에 맞는 코랄색과 팁 빛 가지를 참고하면 누구보다 쉽고 빠르게 코랄 메이크업을 완성할 수 있다.

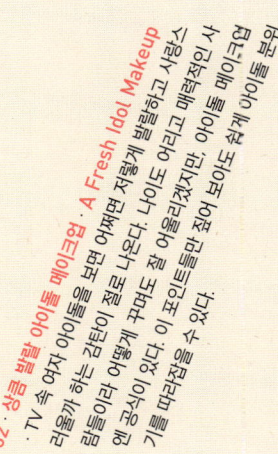

02 · 상큼 발랄 아이돌 메이크업 · A Fresh Idol Makeup

· TV 속 여자 아이돌을 보면 어쩌면 저렇게 발랄하고 사랑스러울까 하는 감탄이 절로 나온다. 나이도 어리고 매력적인 사람들이라 아무렇게 꾸며도 잘 어울리겠지만, 아이돌 메이크업엔 공식이 있다. 이 포인트들만 잡아 보아도 쉽게 아이돌 같은 기름 따라잡을 수 있다.

코랄빛 여배우 메이크업

Like an Actress in Coral
Makeup

데일리로 응용하기에 가장 무난한 메이크업 중 하나로 메이크업 아티스트에게는 가장 간단한 메이크업이라 할 수 있다. 그만큼 본인 피부색에 맞는 코랄색과 팁 몇 가지를 참고하면 누구보다 쉽고 빠르게 고급스러운 코랄 메이크업을 완성할 수 있다.

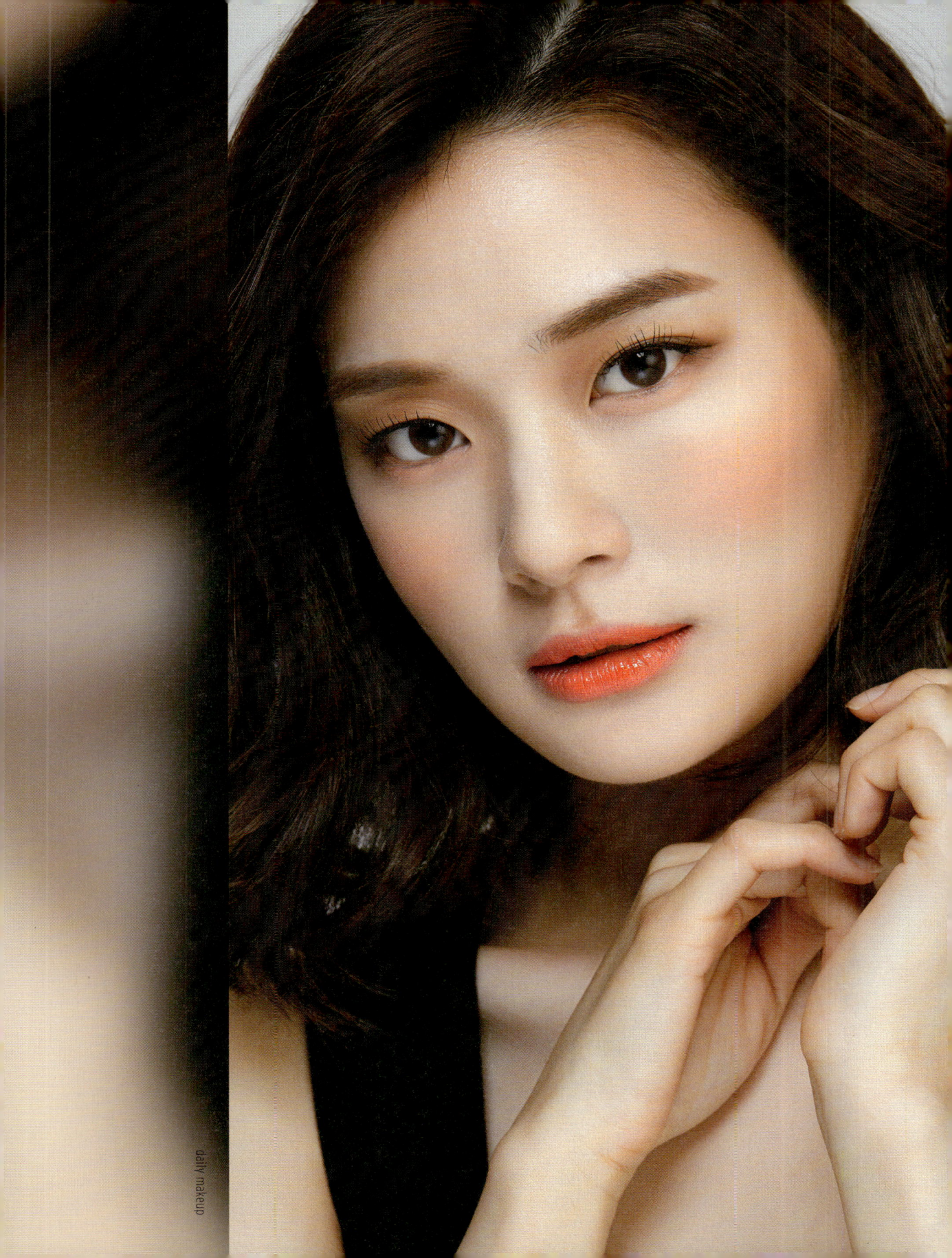

01 39쪽을 참고해 베이스 메이크업을 마치고 얼굴의 볼륨감이 살아나도록 레
몬색 컨실러 타입 하이라이터를 티존, 애플 존, 턱끝에 넣어 준다.
　참고 볼륨감을 위한 하이라이터는 밝은 컨실러를 사용하기도 하고, 하이라이터 타입 제품을 사
용하기도 한다. 하이라이터는 가루 타입과 팩트 타입이 있다. 베이스할 때는 컨실러를, 색조 메
이크업을 하면서는 가루나 팩트 타입을 사용한다. 이 과정은 본인의 얼굴이나 필요에 따라 생략
하기도 하는데, 가령 턱이 두툼한 타입이면 턱에 볼륨감을 주는 것은 생략한다.

02 얼굴형을 부드럽게 보이기 위해 외곽을 따라 세이딩을 넣어 준다. 한 듯 안
한 듯 넣는 게 포인트!

03 스크루 브러시로 눈썹을 결대로 빗는다.

04 눈썹의 빈 곳은 펜슬로 채운다.

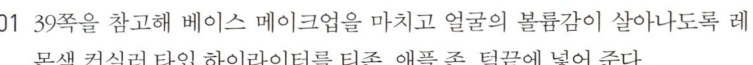

코랄 빛 여배우 메이크업을 위한 포인트

· 자연스러운 피부 표현
· 눈썹·속눈썹의 결 감 살리기
· 칙칙하지 않은 음영

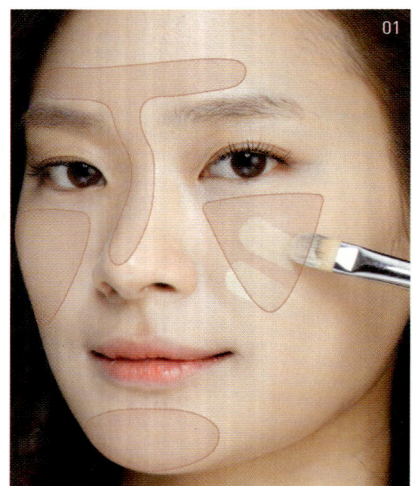

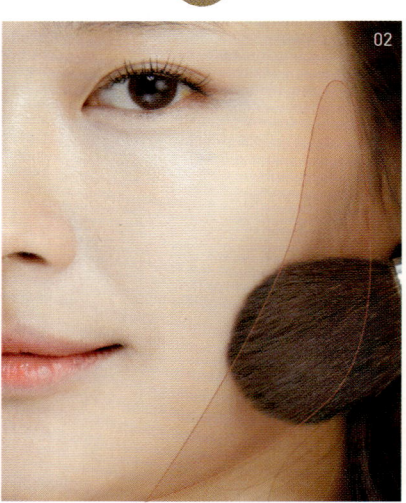

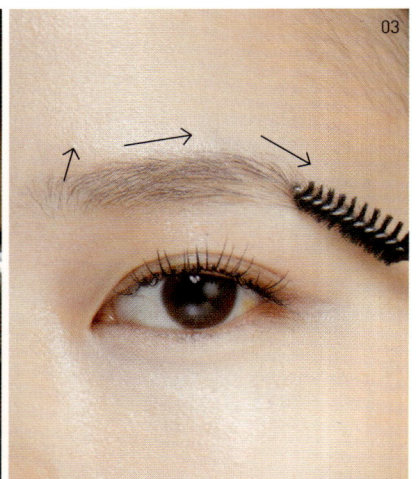

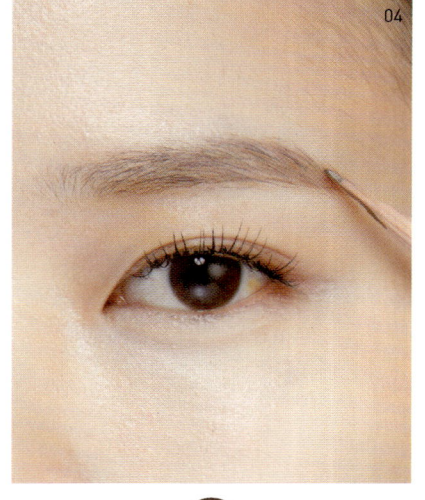

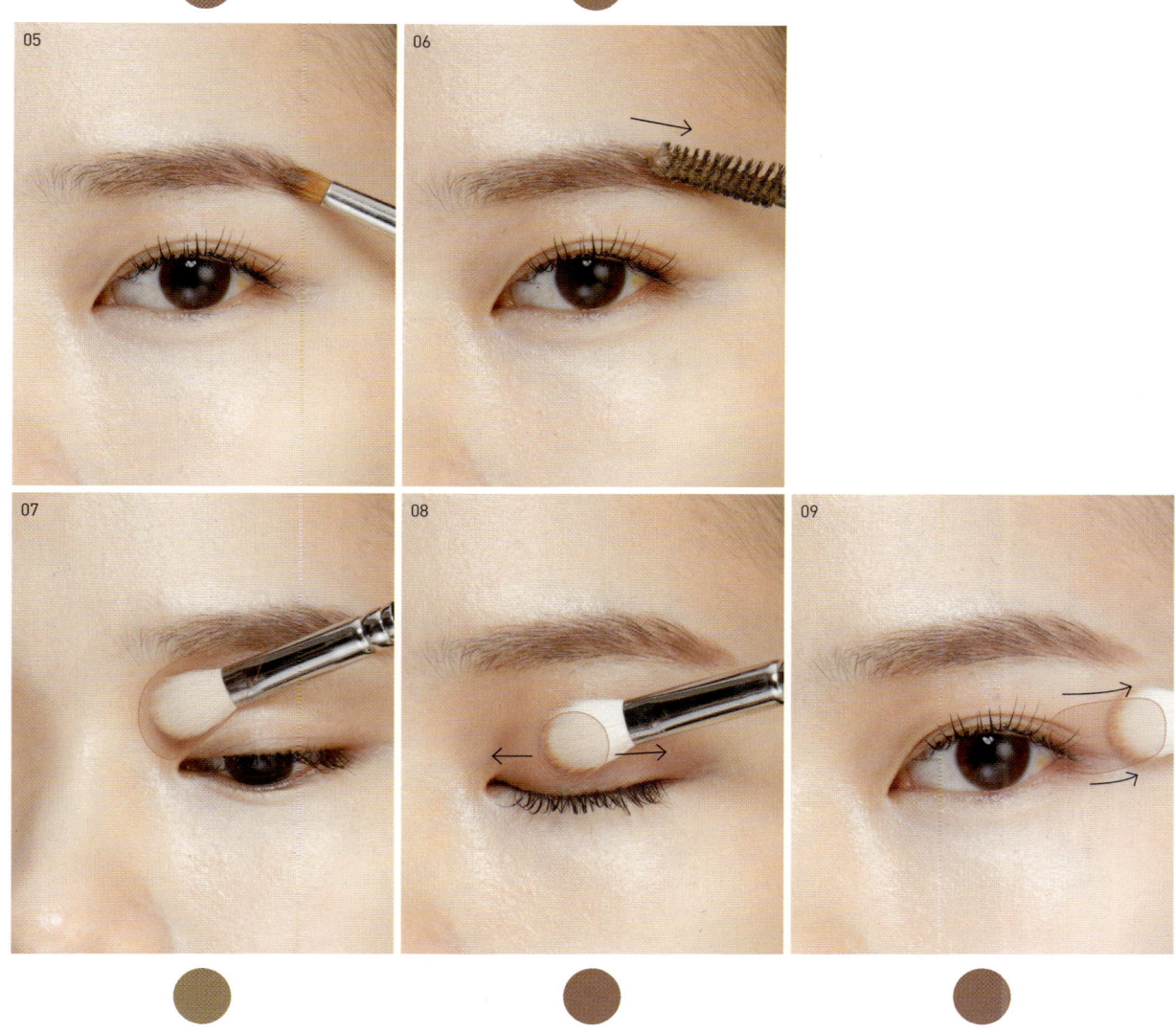

05 헤어 컬러와 맞는 브라운색의 섀도로 부드럽게 연결한다.

06 브로우 마스카라로 마무리한다.

07 노우즈 셰이딩을 넣어 주어 코를 오똑하고 눈매를 깊어 보이게 한다.
   참고 코의 음영감은 콧대가 두툼한 코 타입이면 양쪽 콧대에, 콧볼이 두툼한 타입이라면 양쪽 콧볼에, 코가 휘었다면 대칭에 맞게 넣어 준다.

08 노우즈 셰이딩보다 반 톤 정도 어두운 브라운색의 섀도를 눈 중앙에 먼저 바르고 앞뒤로 블렌딩한다.
   참고 브러시에 남아 있는 섀도 양을 이용해 앞뒤 음영을 넣는다.

09 깊이 있는 눈매를 위해 같은 브러시로 눈꼬리에도 음영을 넣어 준다.

59

10 08~09와 같은 색으로 눈꼬리 음영과 함께 언더 삼각 존을 연결한다.

11 리퀴드 타입의 브라운 아이라이너로 속눈썹 사이사이와 점막을 채워 준다.

12 본인의 눈 모양을 살려 라인을 그린다. 이때 손가락으로 눈 끝을 원하는 쪽
    으로 잡아당겨 그리면 라인을 섬세하게 그릴 수 있다.

13 눈을 아래로 뜨고 점막과 눈꼬리 사이 빈 곳을 채워 그린다.

14 블러셔에 쓰일 컬러를 언더 애교 살에 바르면 좀 더 생기 있는 눈매가 연출
    된다.

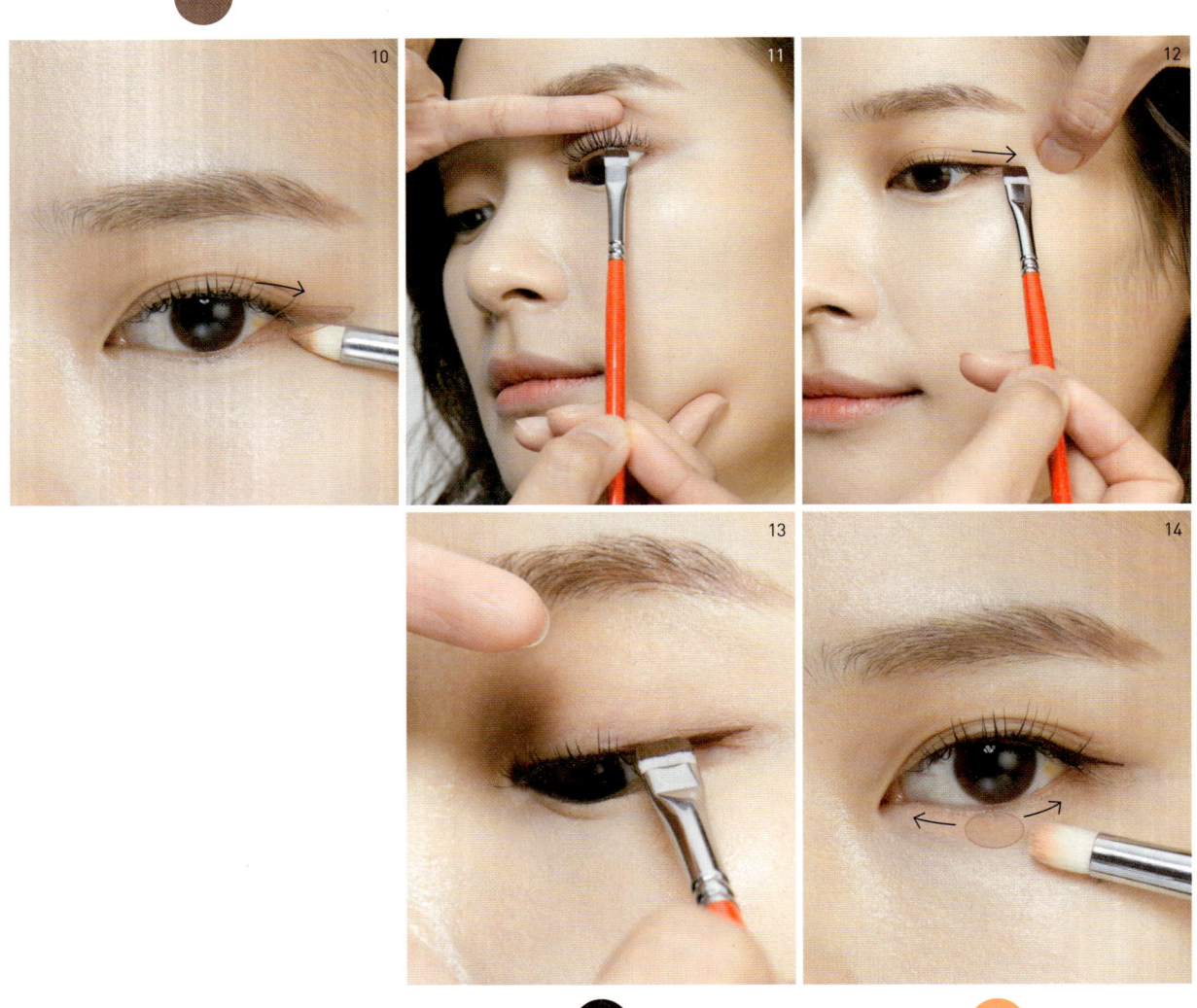

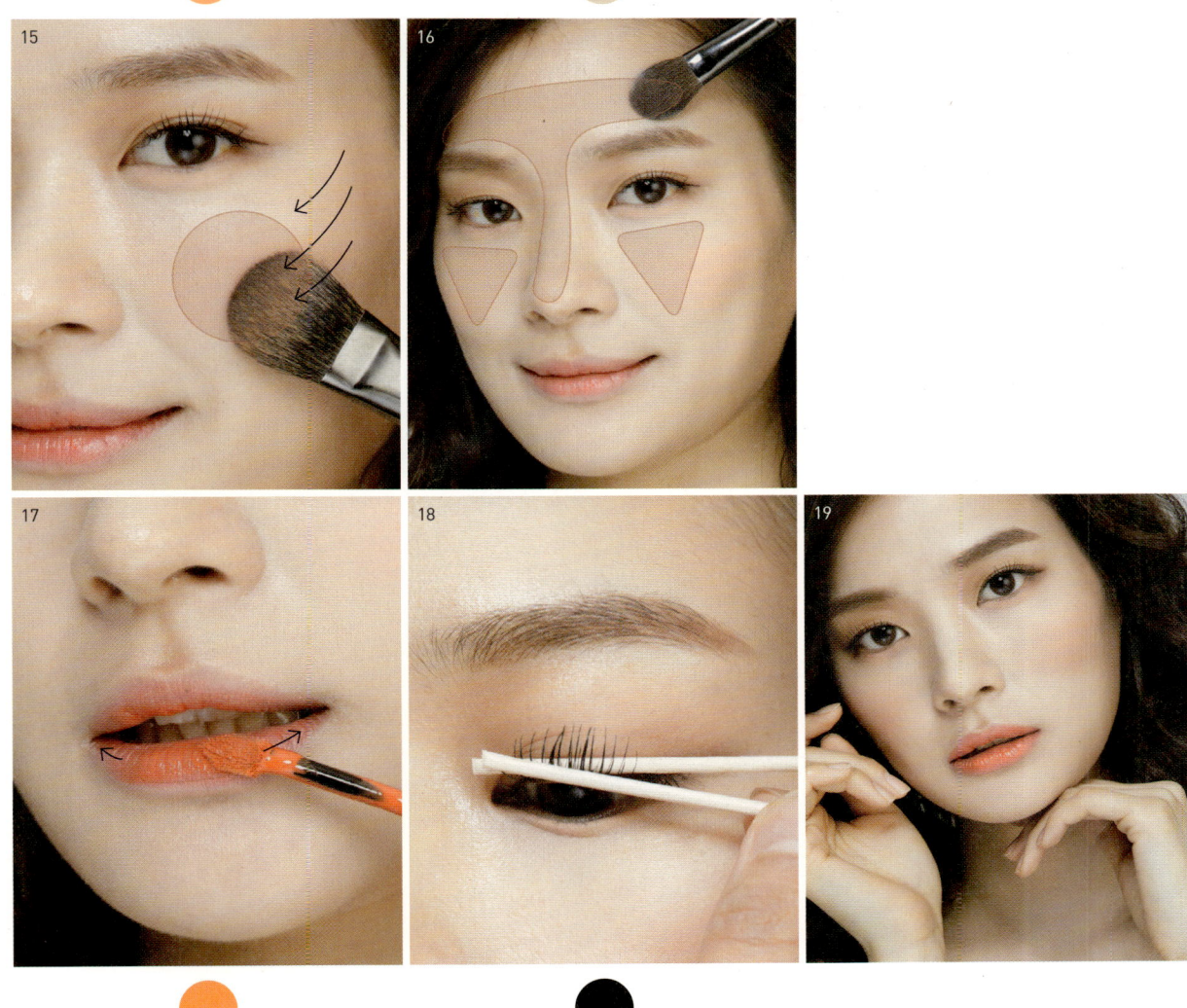

15 블러셔는 셰이딩하듯 광대 끝에서 중앙을 감싸는 느낌으로 터치한다.

16 하이라이터로 티존과 애플 존에 볼륨감을 채워 준다.

17 입술은 피부색과 떠 보이지 않는 코랄 빛 틴트를 바른다. 어두운 피부는 톤 다운 된 코랄이 좋고, 밝은 피부일수록 형광색이 섞인 코랄이 어울린다.

18 블랙 마스카라를 고르게 바르고 불로 달군 나무로 속눈썹 방향을 잡아 준다.

19 코랄 빛 여배우 메이크업 완성!

02

상큼 발랄 아이돌 메이크업

A Fresh Idol
Makeup

TV 속 여자 아이돌을 보면 어쩌면 저렇게 발랄하고 사랑스러울까 하는 감탄이 절로 나온다. 나이도 어리고 매력적인 사람들이라 어떻게 꾸며도 잘 어울리겠지만, 아이돌 메이크업에 공식이 있다. 이 포인트들만 짚어 보아도 쉽게 아이돌 분위기를 따라잡을 수 있다.

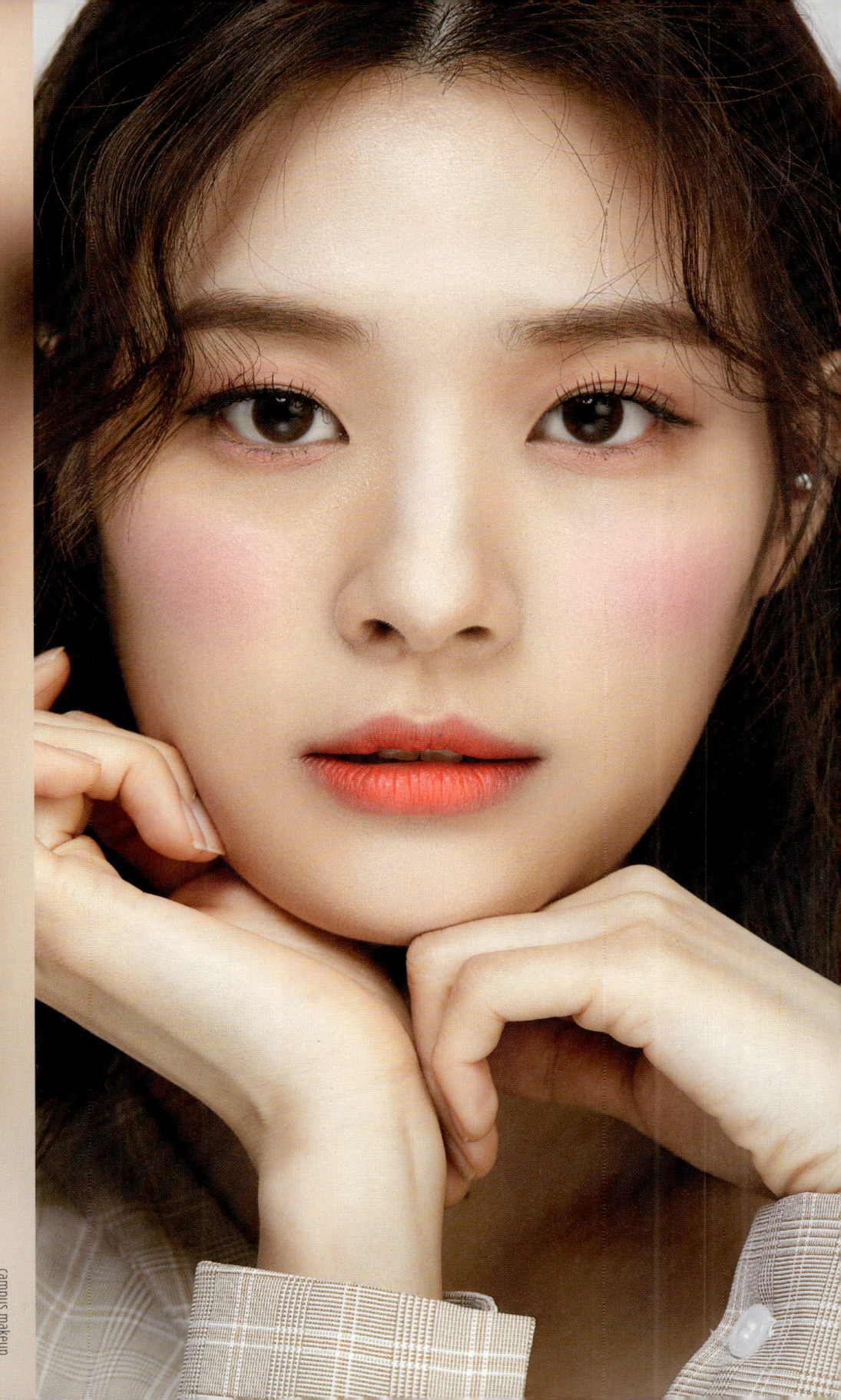

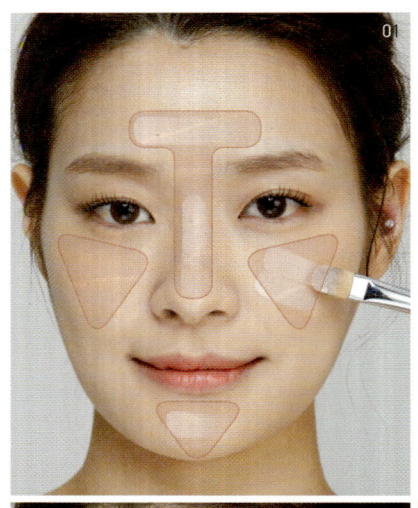

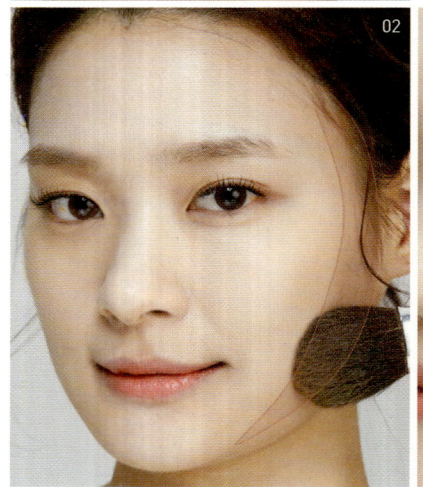
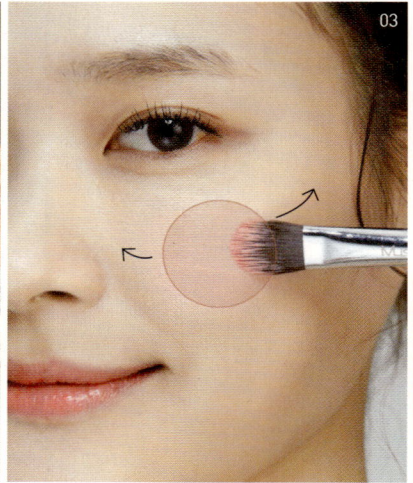
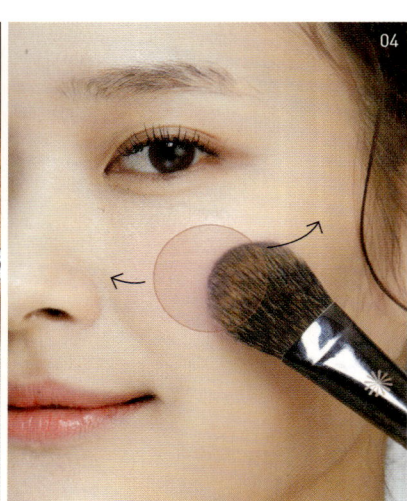

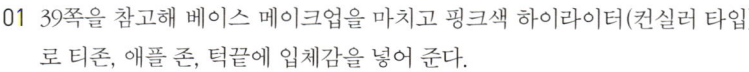

01 39쪽을 참고해 베이스 메이크업을 마치고 핑크색 하이라이터(컨실러 타입)
   로 티존, 애플 존, 턱끝에 입체감을 넣어 준다.

02 얼굴 외곽에 세이딩을 넣어 준다.

03 크림 타입 블러셔로 볼 중앙을 감싸는 느낌으로 발라 준다.
   참고 크림 타입을 사용하면 블러셔의 유지력이 높아진다.

04 크림 블러셔 위에 가루 타입 블러셔를 얹어 고정한다.

아이돌 메이크업을 위한 포인트
- 보송보송한 피부 표현
- 화사한 블러셔
- 확실한 음영감

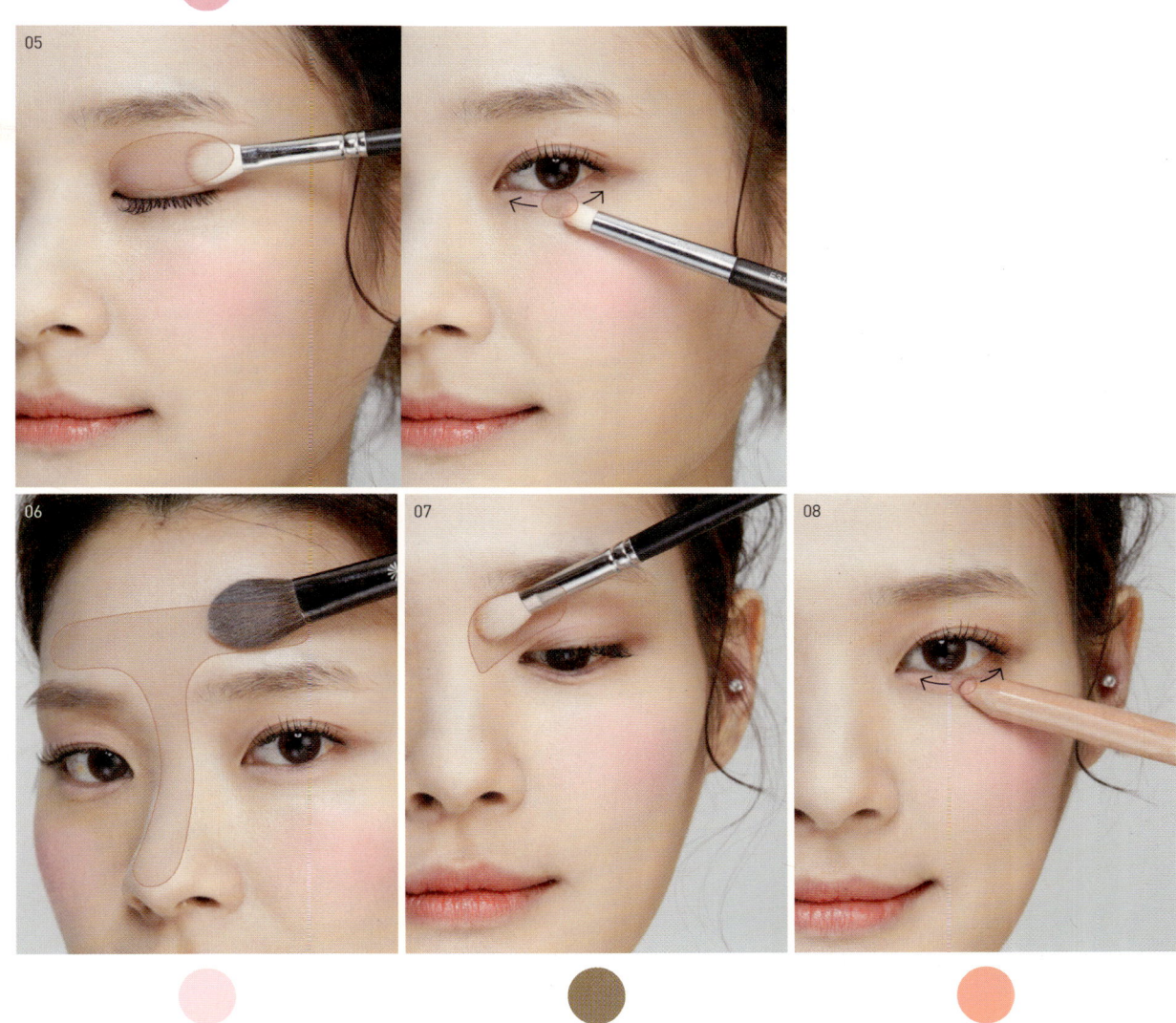

05 04에서 사용한 블러셔로 눈두덩과 언더 애교 살까지 컬러를 연결한다.
참고 언더에 핑크색이 들어가면 화사한 느낌이 극대화된다.

06 하이라이터로 볼륨감을 살려 준다.

07 코에 셰이딩을 넣어 코는 높아 보이고 눈매는 깊어 보이게 한다.

08 언더에 미세한 펄감의 섀도를 발라 입체감을 살린다.

09 눈두덩은 중앙 위주로 바르고 양옆으로 블렌딩한다.

10 블랙 아이라이너로 점막을 꼼꼼히 채운다. 속눈썹 사이사이도 자연스럽게
   연결하며 속눈썹의 모근 때문에 울퉁불퉁한 부위를 매끈하게 그려 준다.
   참고 리퀴드 타입에 내장되어 있는 브러시는 바로 사용하기 어려울 수 있으니 평소 자주 사용하
   는 브러시에 묻혀 따로 사용하는 것을 추천한다. 내장된 브러시가 편하면 그냥 사용해도 좋다.

11 정면을 본 상태로 그리고자 하는 눈 모양을 그린다. 눈 끝을 당겨 피부를 팽
   팽하게 해 준 뒤 그리면 훨씬 쉽게 그릴 수 있다.

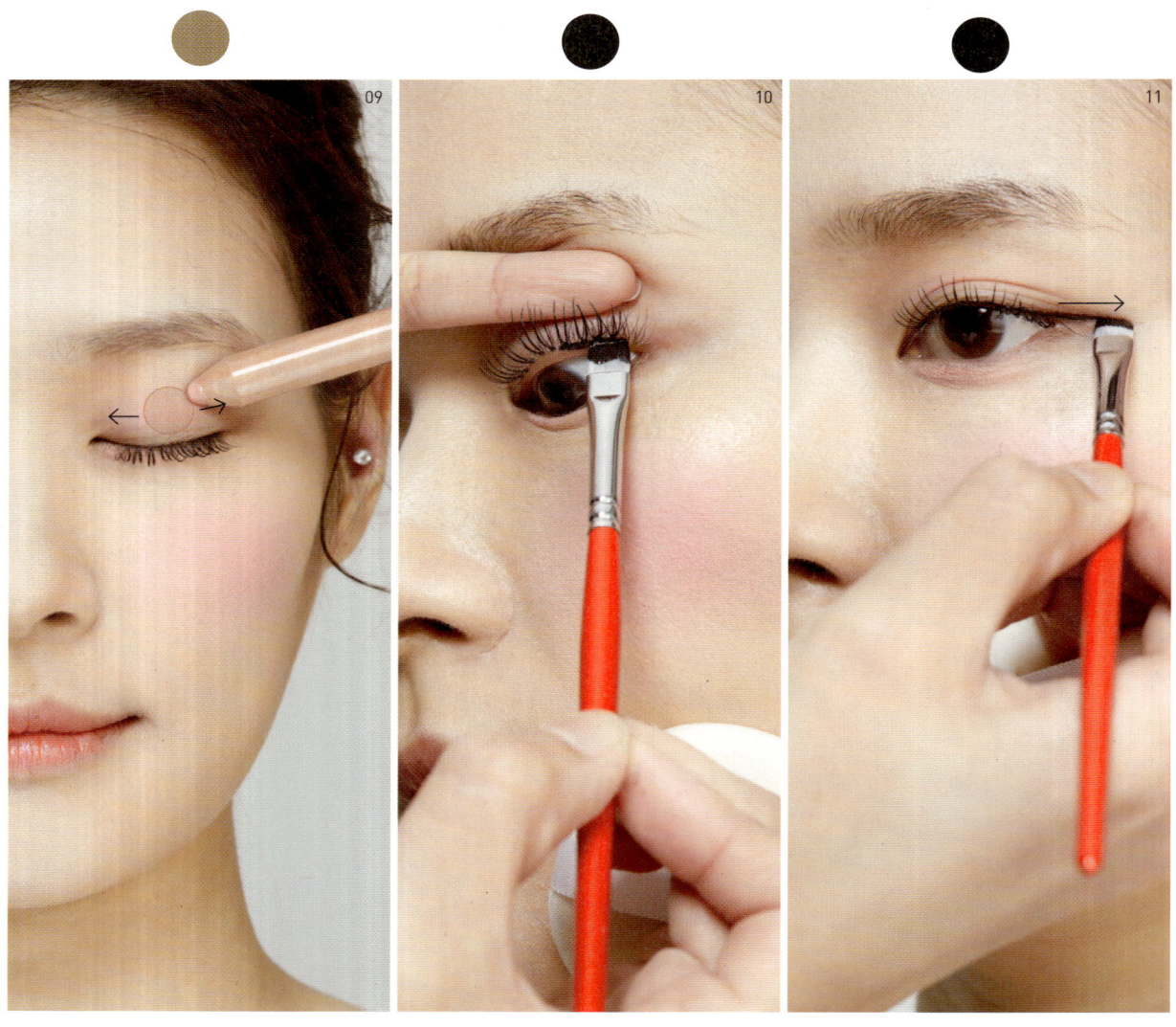

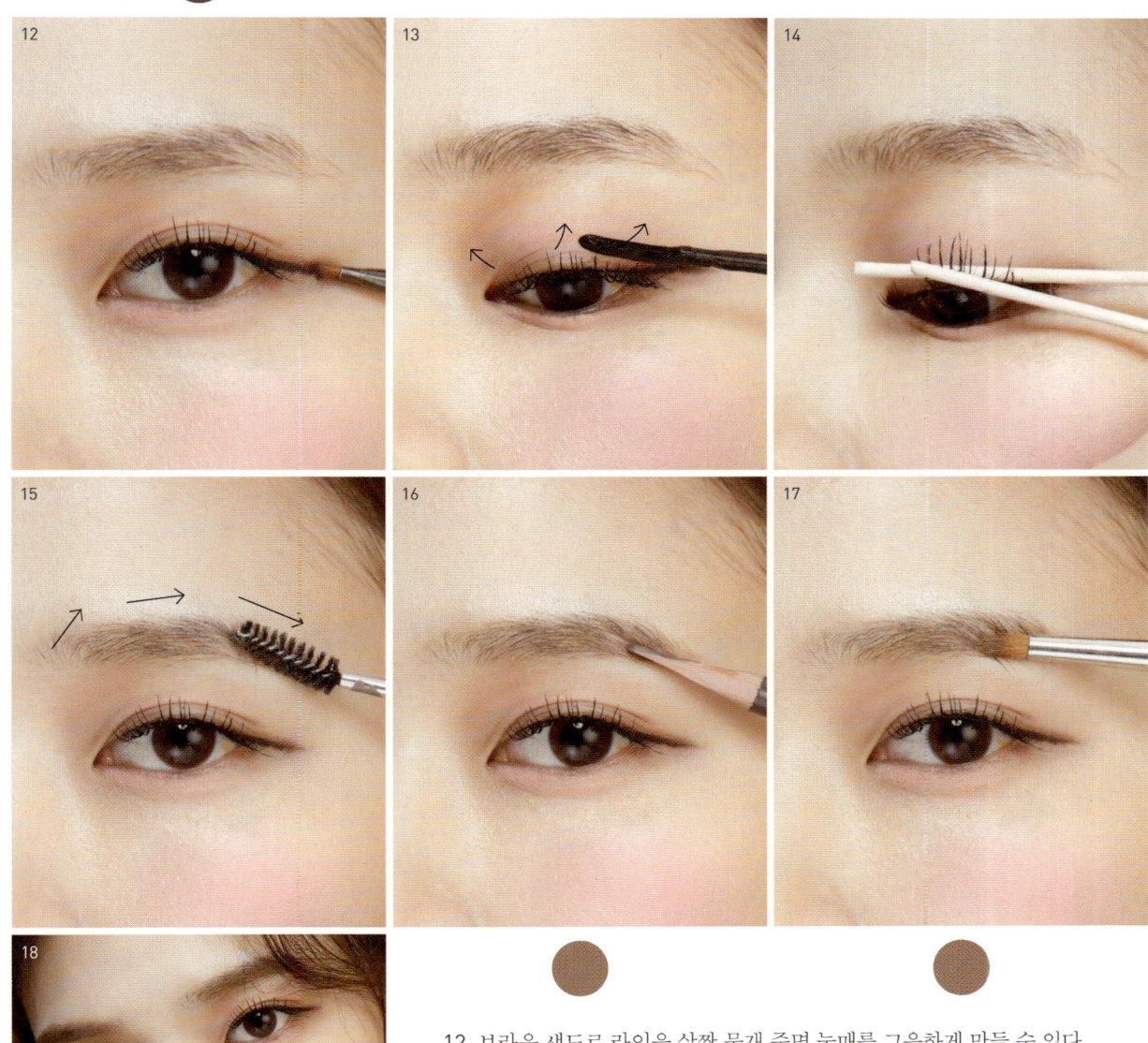

12 브라운 섀도로 라인을 살짝 뭉개 주면 눈매를 그윽하게 만들 수 있다.

13 빗 타입 마스카라로 속눈썹을 고르게 빗어 준다.

14 불로 달군 나무 막대로 속눈썹의 컬링을 잡아야 컬링을 오랫동안 유지할 수 있다.

15 스크루 브러시로 눈썹을 고르게 빗는다.

16 브로우 펜슬로 눈썹의 빈 곳을 채운다.

17 헤어 컬러와 비슷한 색조의 아이섀도로 자연스럽게 연결한다.

18 아이돌 메이크업 완성!

Pretty & Cute

Pretty & Cute

모델이 가진 귀여운 이목구비를 그대로 재현하기 위해 노력했다.

아이라인이나 섀도를 강조하면 모델이 가진 느낌을 반감시킬 수 있기 때문에

속눈썹을 강조하고 컬러에 중점을 두어 메이크업했다.

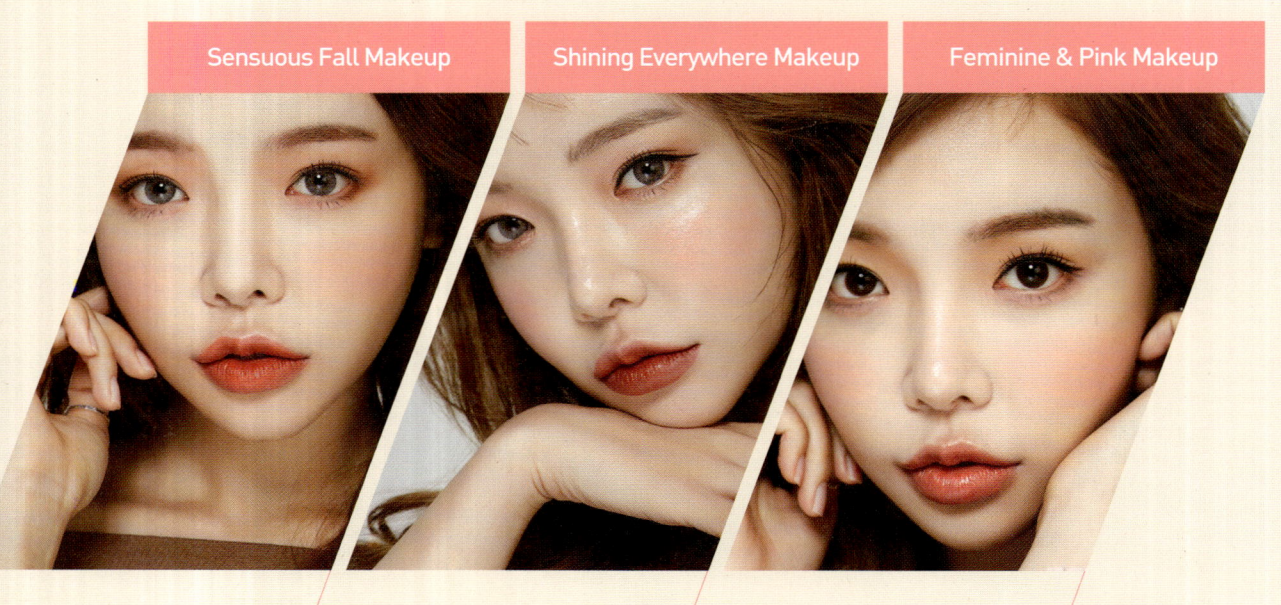

Sensuous Fall Makeup

Shining Everywhere Makeup

Feminine & Pink Makeup

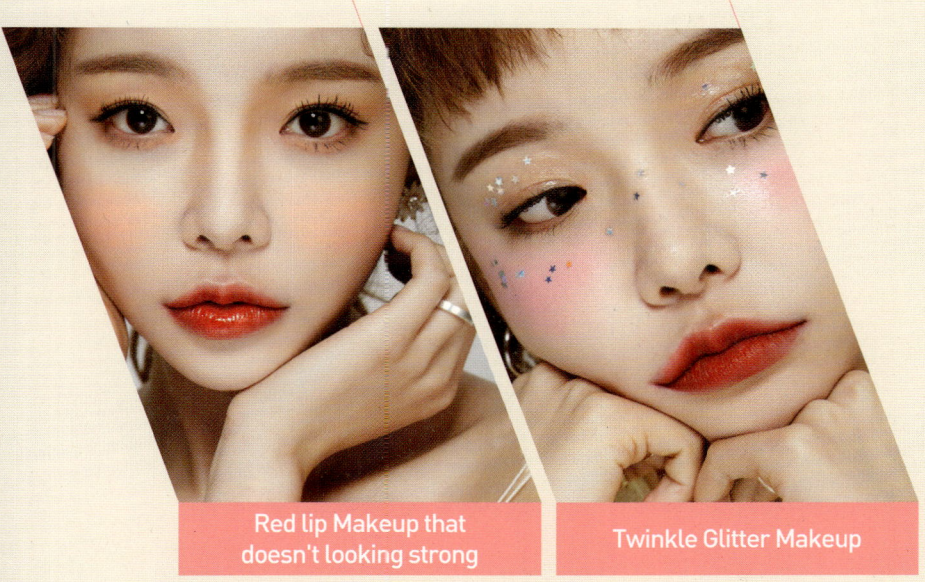

Red lip Makeup that doesn't looking strong

Twinkle Glitter Makeup

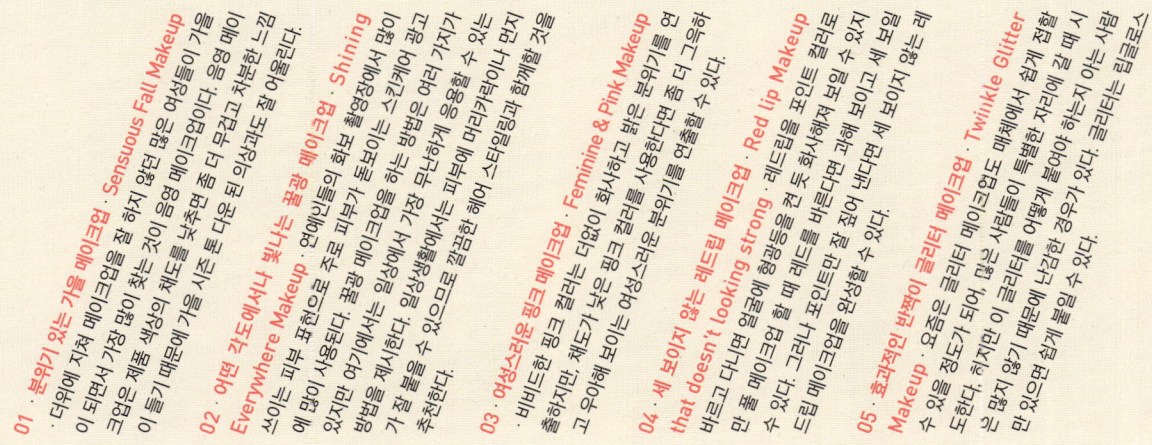

01 · 분위기 있는 가을 메이크업 · Sensuous Fall Makeup
· 더워서 자꾸 메이크업을 잘 하지 않게 되면서 가을이 되면서 가장 많이 찾는 것이 음영 메이크업이다. 음영 메이크업은 제품 색상의 채도를 낮추면 좀 더 무거운 빛 의상과도 잘 어울린다.

02 · 어떤 각도에서나 빛나는 쿨광 메이크업 · Shining Everywhere Makeup · 연예인들이 화보 촬영장에서 많이 쓰이는 피부 표현으로 화보 촬영장에서 스킨케어 광고 있지만 여기에서는 일상에서 하는 방법을 여러 가지가 방법을 제시한다. 일상생활에서는 피부에 머리카락이나 먼지가 잘 붙을 수 있으므로 깔끔한 헤어 스타일링과 함께해할 것을 추천한다.

03 · 여성스러운 핑크 메이크업 · Feminine & Pink Makeup · 비비드한 핑크 컬러는 더욱이 화사하고 밝은 분위기를 연출하지만, 채도가 낮은 핑크 컬러를 사용한다면 좀 더 그윽하고 우아해 보이는 여성스러운 분위기를 연출할 수 있다.

04 · 세 보이지 않는 레드립 메이크업 · Red lip Makeup that doesn't looking strong · 레드립을 포인트 컬러로 바르고 다니면 얼굴에 홍조등을 전 듯 화사해 보일 수 있지만, 혈색이 너무 밝아 화사해 보이고 세 보이지 않는 레드립 메이크업을 완성할 수 있다. 그러나 포인트만 잘 잡아 낸다면 세 보이지 않는 레드립 메이크업을 완성할 수 있다.

05 · 효과적인 반짝이 글리터 메이크업 · Twiinkle Glitter Makeup · 요즘은 글리터 메이크업도 매체에서 쉽게 접할 수 있을 정도가 되어, 많은 사람들이 특별한 자리에 갈 때 시도한다. 하지만 이 글리터를 어떻게 붙여야 하는지 잘 모르는 사람은 많지 않기 때문에 아는 사람들은 쉽게 붙일 수 있다. 글리터는 립글로스만 있으면 쉽게 붙일 수 있다.

분위기 있는 가을메이크업

Sensuous Fall
Makeup

더위에 지쳐 메이크업을 잘 하지 않던 많은 여성들이 가을이 되면서 가장 많이 찾는 것이 음영 메이크업이다. 음영 메이크업은 제품 색상의 채도를 낮추면 좀 더 무겁고 차분한 느낌이 들기 때문에 가을 시즌 톤 다운 된 의상과도 잘 어울린다.

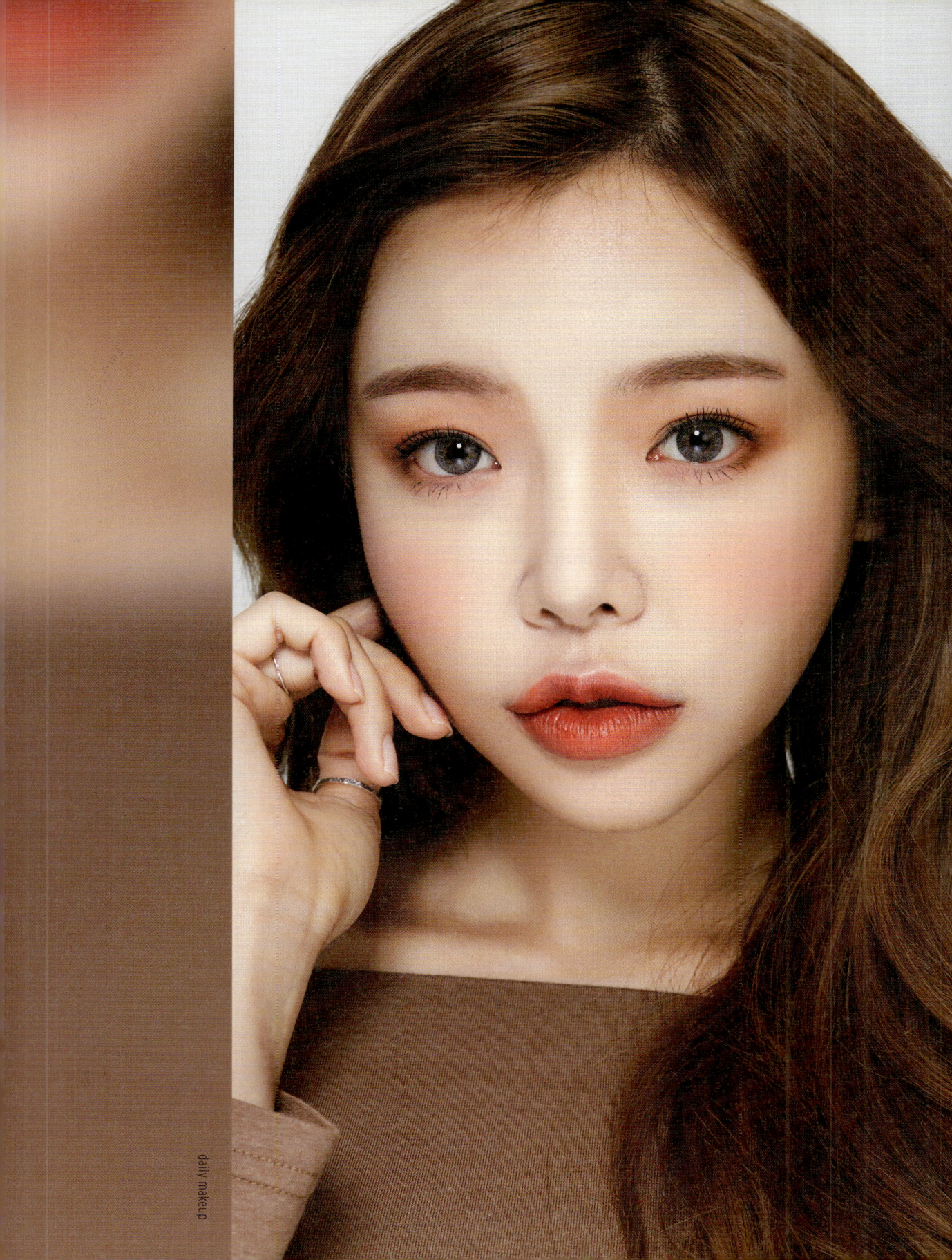

01 기초 제품을 바른 뒤, 커버력이 있는 파운데이션을 한 겹 도포하고 스펀지로 꼼꼼하게 두드려 준다.

02 한 톤 밝은 컨실러로 티존을 밝혀 주고, 어두운 베이지색으로 셰이딩을 넣어 베이스 단계에서부터 음영을 넣어 준다. 스펀지로 꼼꼼하게 두드려 밀착력을 높인다.

03 눈두덩에 핑크브라운색으로 베이스 섀도를 눈중앙 → 눈꼬리 → 콧대 순서로 도포한다.

참고 섀도가 브러시에 가장 많이 묻어 있을 때 중앙에 음영을 넣고 브러시에 묻어 있는 나머지 양으로 앞뒤 음영을 잡아준다.

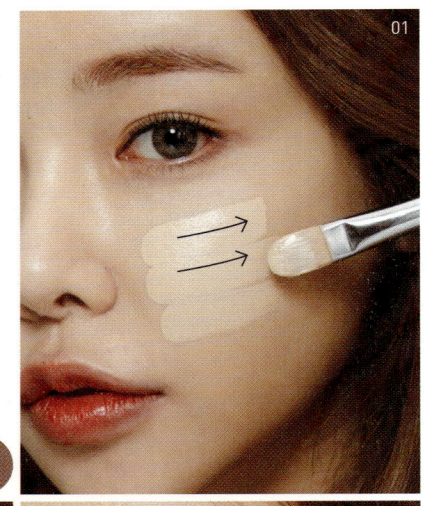

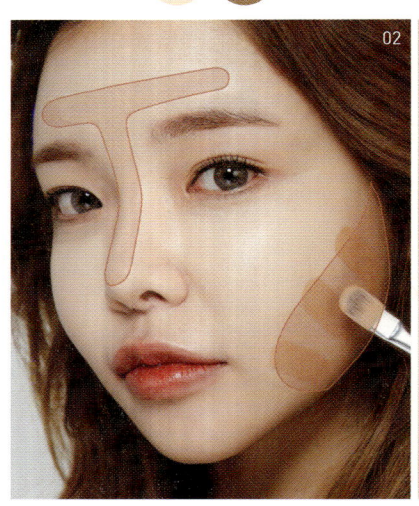

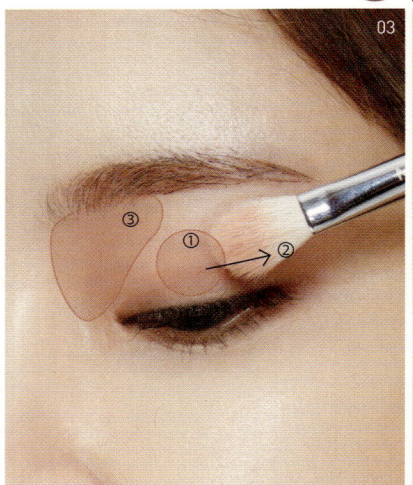

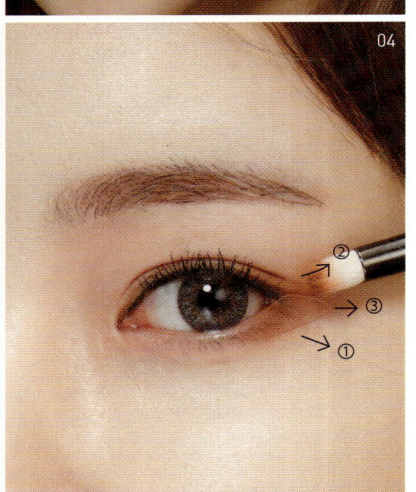

04 베이스 섀도보다 어두운 브라운 섀도로 눈꼬리 삼각 존에 음영을 넣어 준다. 눈꼬리 음영은 본인이 원하는 방향으로 잡아도 무관하다. 예를 들어 ①눈이 처져 보이고 싶다면 아래로, ②올라가 보이고 싶다면 위로, ③길어 보이고 싶다면 뒤로. 여기서 음영 섀도는 너무 어두운 색을 선택하면 오히려 답답한 눈매가 연출될 수 있으니 컬러 선택에 유의해야 한다.

참고 삼각 존이란 눈의 위 라인, 아래 라인이 만나는 지점의 공백이다. 이 부분에 어떤 컬러를 바르느냐에 따라 눈매의 모양이 결정된다.

05 톤 다운 된 핑크컬러로 블러셔를 넣어 준다. 블러셔는 볼 중앙을 감싸는 느낌으로 넣어 준다.

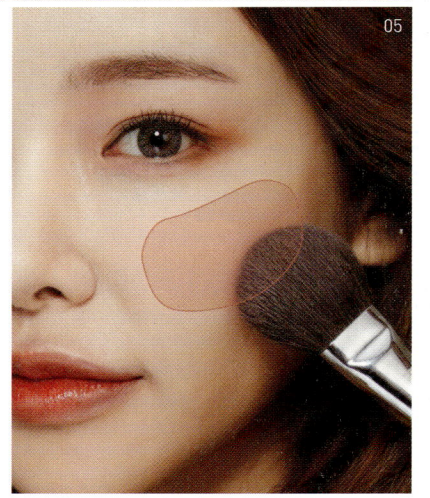

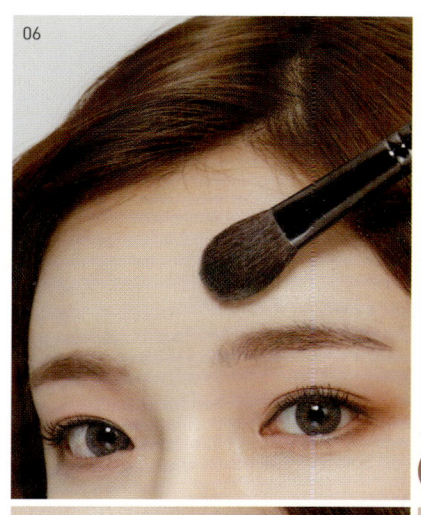

06 좀 더 완벽한 질감의 피부 표현을 원하거나 지속력을 원한다면 하이라이터를 추천한다. 생략해도 무관하다.

07 섀도 칠했던 브러시에 묻어 있는 양으로만 눈썹에 발라 섀도와의 색감을 연결해 주고, 스크루 브러시로 고르게 빗어 준다.

08 너무 진해 보이지 않게 비어 보이는 곳에만 한 올 한 올 그린다.

09 블렌딩이 가능한 스틸로 한 올씩 그렸던 부분을 살짝 뭉개 준다. 스틸이 없다면 눈썹 전용 브러시로 대체한다.

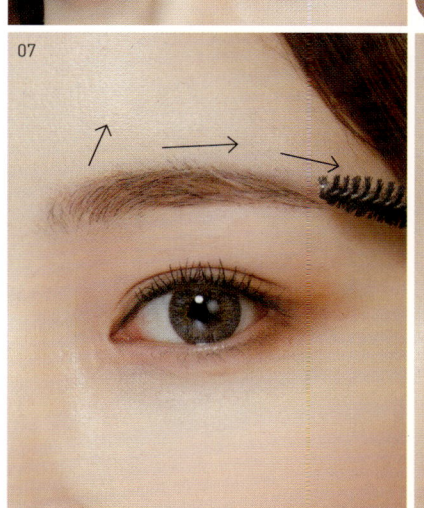

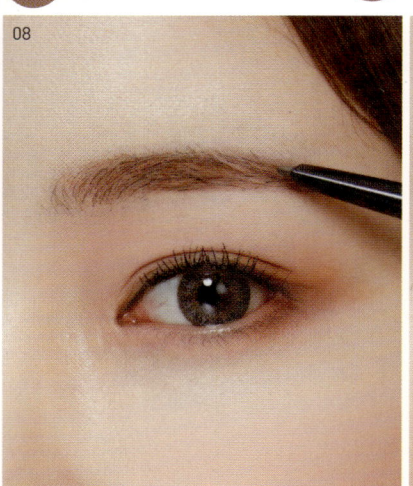

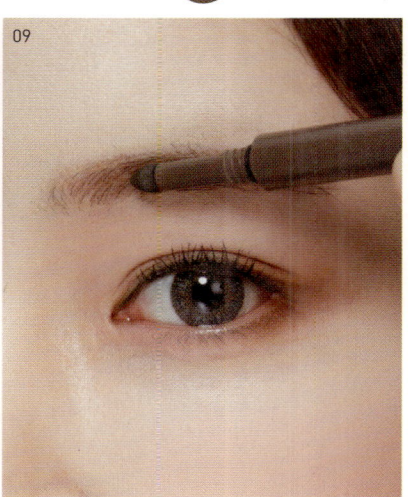

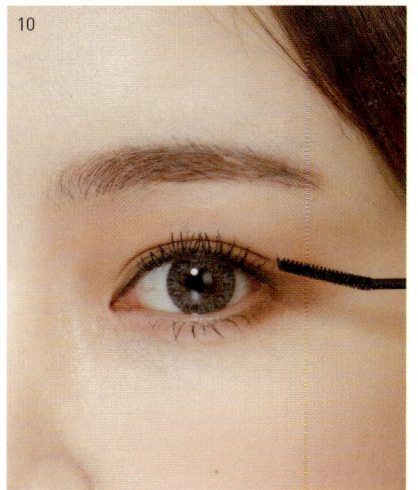

10 속눈썹을 바짝 올려 아이라인을 따로 그리지 않아도 또렷해 보이는 눈매를 연출한다.

가을 메이크업을 위한 포인트

- 윤곽이 또렷한 피부 표현
- 아이라인보다 섀도 음영에 집중한 아이 메이크업
- 풍성한 속눈썹

02

Shining Everywhere
Makeup

어떤 각도에서나 빛나는 꿀광 메이크업

연예인들의 화보 촬영장에서 많이 쓰이는 피부 표현으로 주로 피부가 돋보이는 스킨케어 광고에 많이 사용된다. 꿀광 메이크업을 하는 방법은 여러 가지가 있지만 여기에서는 일상에서 가장 무난하게 응용할 수 있는 방법을 제시한다. 일상생활에서는 피부에 머리카락이나 먼지가 잘 붙을 수 있으므로 깔끔한 헤어 스타일링과 함께 할 것을 추천한다.

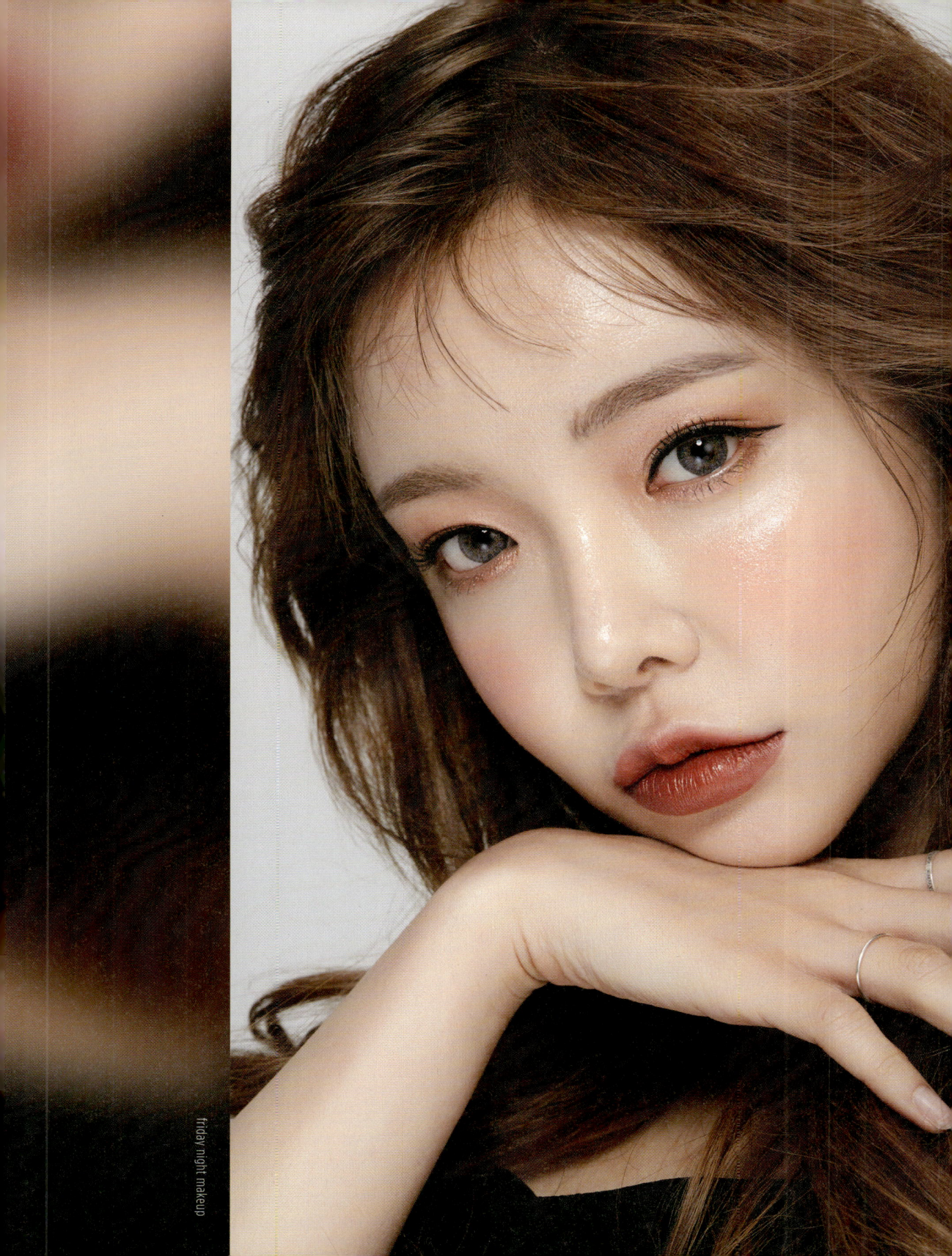

01 기초 제품을 바른 뒤, 피부색이 비치는 리퀴드 파운데이션을 한 겹 도포하고 스펀지로 꼼꼼하게 두드린다.

02 파운데이션을 바른 피부 위에 쫀득쫀득한 질감의 보습 크림이나 립밤을 바른다. 여기서는 립밤을 사용한다.

03 크림 타입 블러셔를 사용해 볼 중앙을 감싸는 느낌으로 바른다. 꿀광 피부 유지를 위해 메이크업 스펀지보다는 파운데이션 브러시를 이용하는 것이 좋다.

04 미세한 펄이 들어 있는 브라운 섀도를 눈 중앙부터 눈꼬리, 콧대에 펼쳐 발라 준다. 가루가 날리는 타입의 펄 섀도라면 꾹꾹 눌러서 바른다.

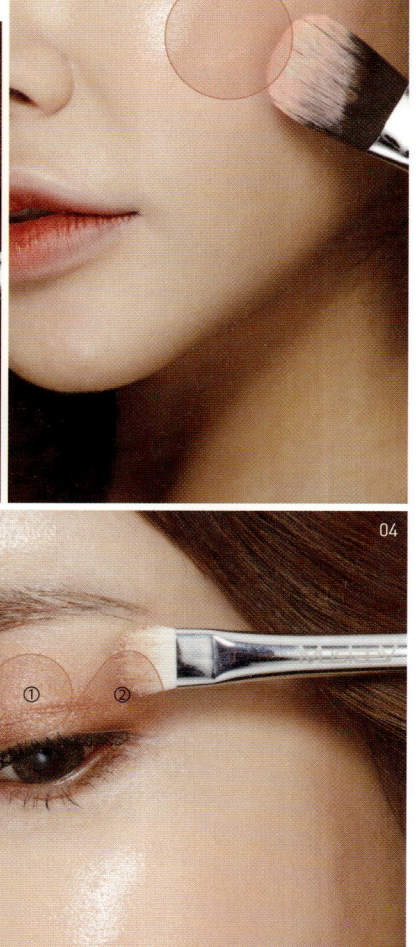

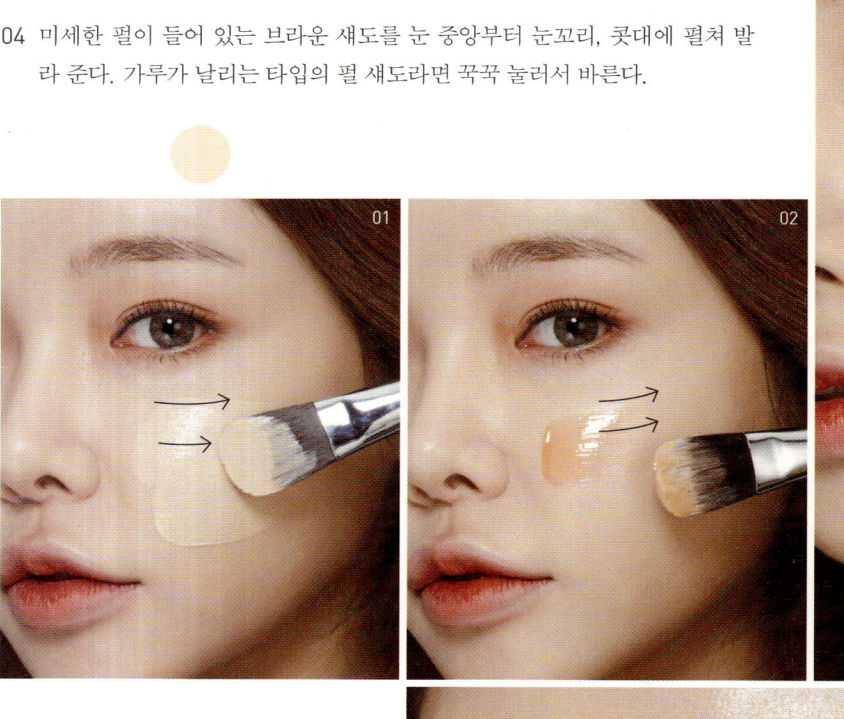

꿀광 메이크업을 위한 포인트
- 촉촉한 피부 표현
- 펄 섀도와 립글로스로 윤기 나는 아이 메이크업
- 한 올 한 올 그린 듯한 눈썹

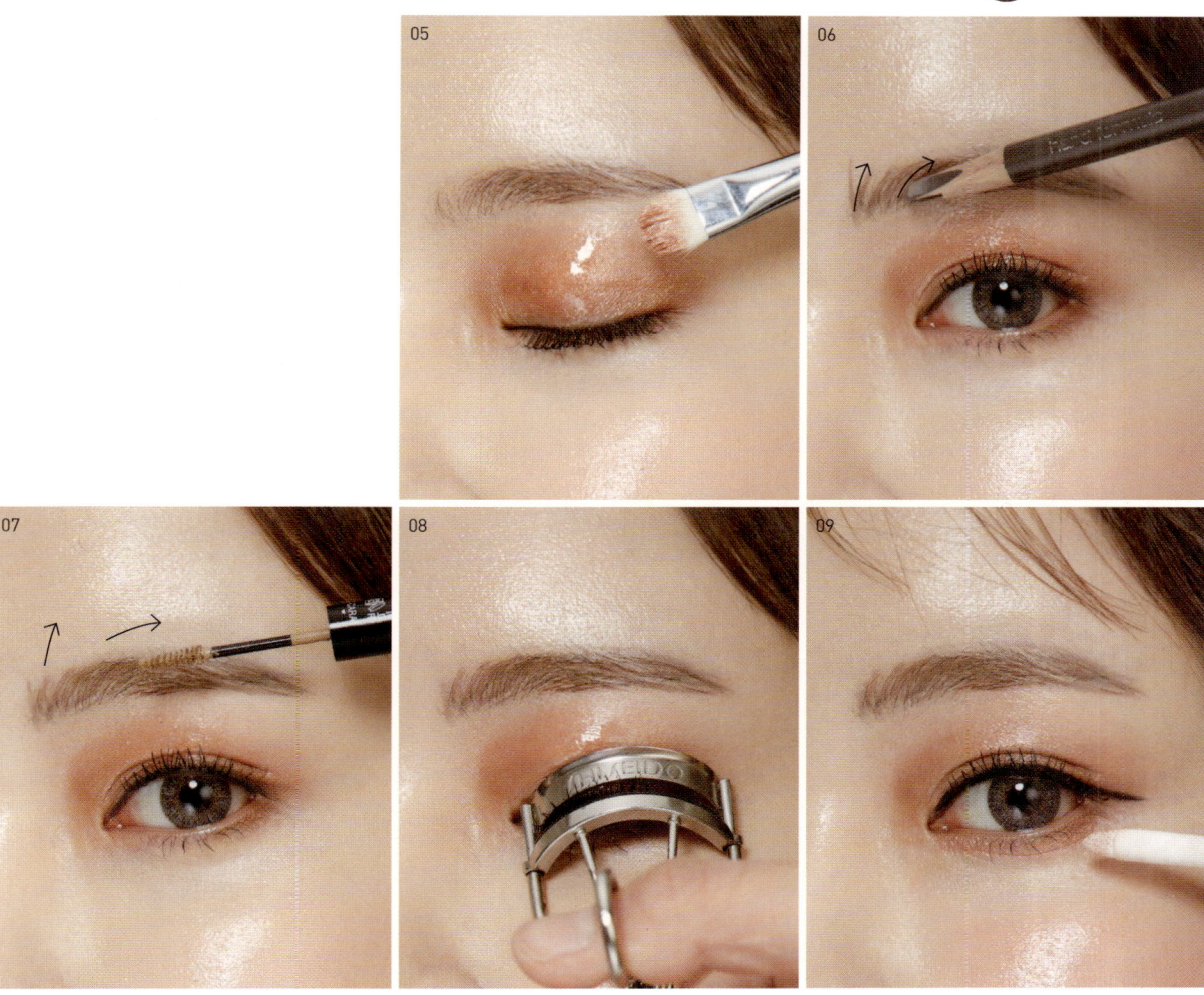

05 투명 립글로스를 눈두덩 윗부분에만 발라 준다. 눈을 떴을 때 말려들어가지 않는 부위에만 발라야 번지지 않는다.

06 브라운 컬러의 브로우 펜슬로 눈썹을 한 올씩 굵게 그려 화보스러운 메이크 업을 연출한다.

07 브로우 마스카라를 이용해 결을 살려 주면 조금 더 포인트 있는 눈썹 메이 크업이 된다.

08 속눈썹은 뿌리를 고르게 뷰러로 집어 준다.

09 블랙 아이라이너로 원하는 눈매대로 꼬리를 빼 주고 언더 애교 살에 펄 섀 도를 넣으면 조금 더 깊어 보이는 눈매가 된다.

03

여성스러운 핑크 메이크업

Feminine & Pink
Makeup

비비드한 핑크 컬러는 더없이 화사하고 밝은 분위기를 연출하지만, 채도가 낮은 핑크 컬러를 사용한다면 좀 더 그윽하고 우아해 보이는 여성스러운 분위기를 연출할 수 있다.

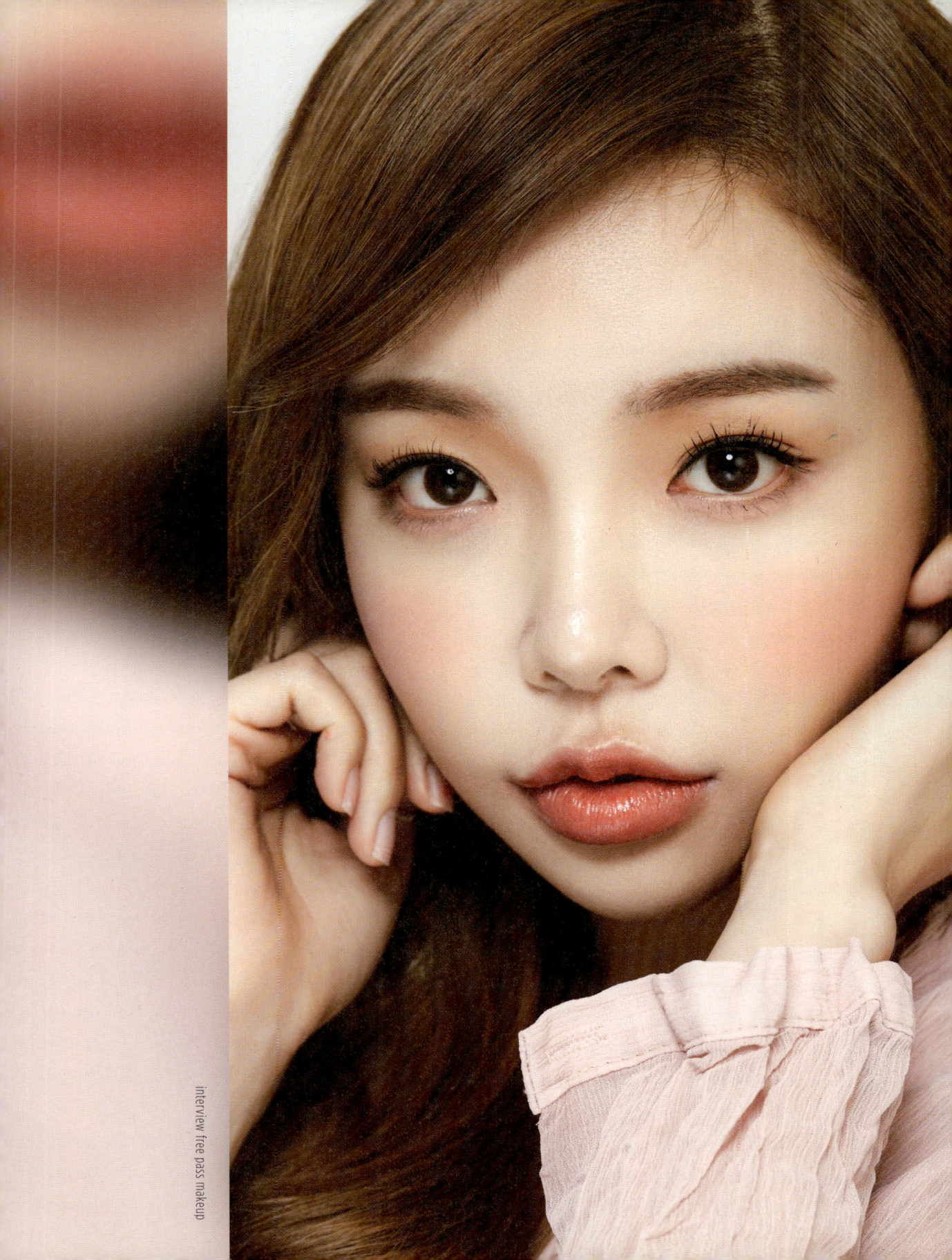

01 39쪽을 참고해 베이스 과정을 화사하게 하고 매트한 베이스 위에 목과 비슷한 베이지색으로 셰이딩을 넣어 준다.

참고 전체적으로 화사한 분위기의 핑크 메이크업을 위해서는 피부 톤도 밝고 화사하게 하는 것이 좋은데, 그러면 목과 얼굴색이 너무 차이날 수 있으니 셰이딩을 목과 비슷하게 해 준다.

02 볼 중앙을 축으로 따뜻한 계열의 핑크 블러셔를 가로 방향으로 셰이딩까지 연결해서 넣어 준다.

03 눈썹은 눈꼬리보다 길게 그려 우아해 보이는 눈썹 라인을 연출한다.

참고 눈썹을 눈꼬리보다 길게 그리면 얼굴이 작아 보이는 효과를 얻을 수 있다.

04 스크루 브러시로 자연스럽게 빗어 준다.

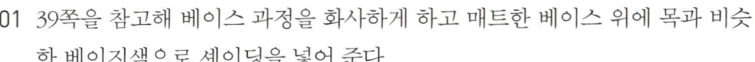

핑크 메이크업을 위한 포인트
• 보송보송한 피부 표현
• 촉촉하고 도톰한 입술
• 채도 낮은 핑크색 음영과 분위기 연출

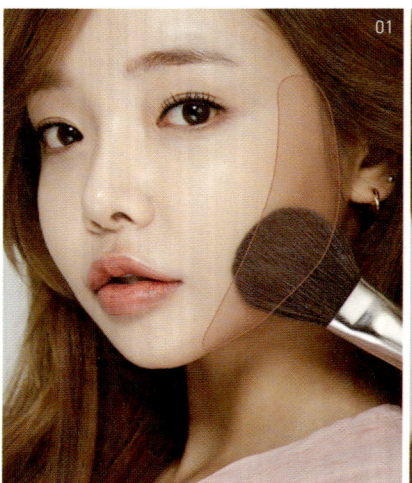

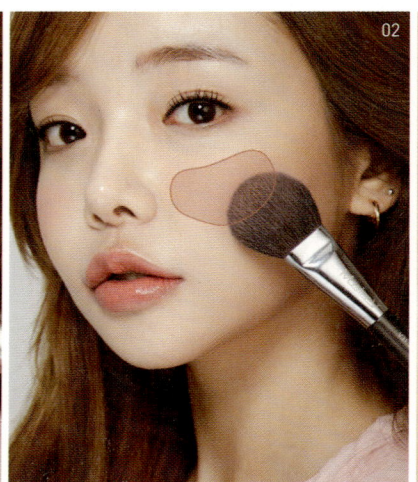

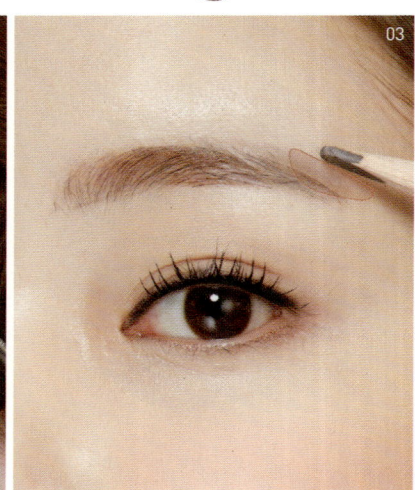

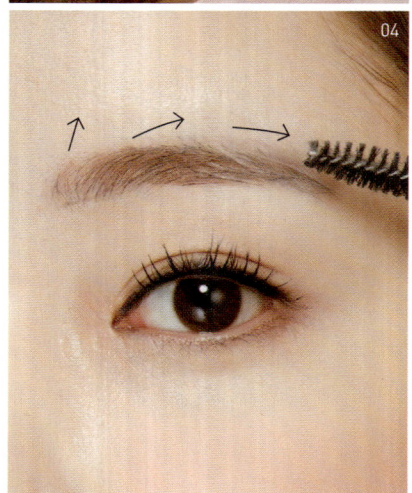

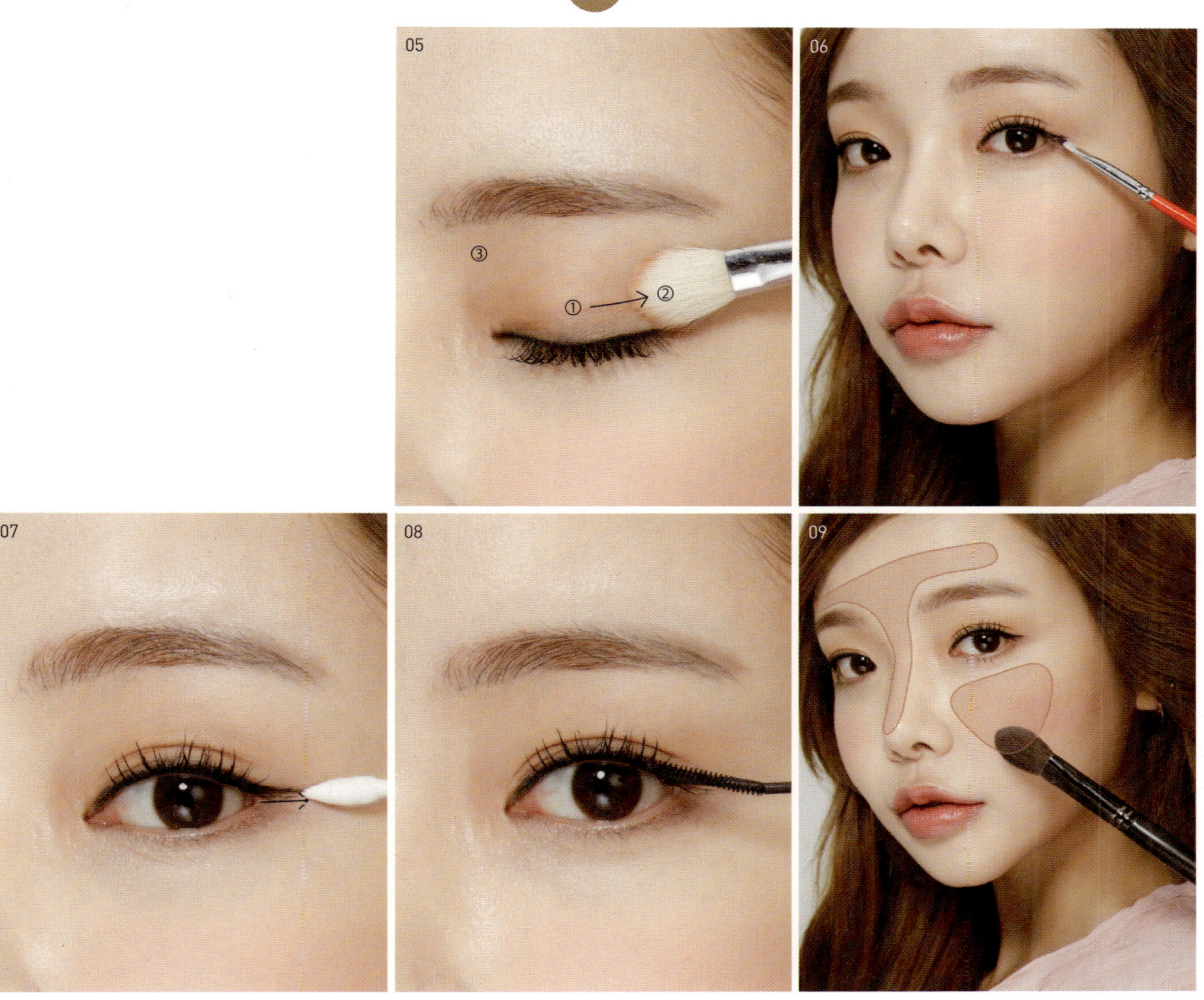

05 눈 중앙 → 눈꼬리 → 콧대 순서로 붉은 기가 없는 브라운 섀도로 음영을 넣어 준다.

참고 입술과 볼에 붉은 기가 있기 때문에 섀도는 붉은 기가 없는 브라운을 사용해야 신비로운 이미지가 연출된다.

06 블랙 아이라인으로 눈꼬리를 그려 준다.

07 아이라인이 깔끔하게 그려지지 않는다면 아이라인을 그린 후, 뾰족한 면봉을 이용해 다듬어 주면 편리하다.

08 블랙 마스카라로 속눈썹 컬링을 고정해 준다.

09 하이라이터로 피부의 유분을 잡아 주고 입술만 들로시하게 연출해서 여성스러우면서 신비로운 느낌을 완성한다.

04

Red lip Makeup that
doesn't looking strong

세 보이지 않는 레드립 메이크업

레드립을 포인트 컬러로 바르고 다니면 얼굴에 형광등을 켠 듯 화사해져 보일 수 있지만 풀 메이크업 할 때 입술 색으로 레드를 바른다면 과하고 세 보일 수 있다. 그러나 포인트만 잘 짚어 낸다면 세 보이지 않는 레드립 메이크업을 완성할 수 있다. 레드립을 바른 다음 음영과 아이 메이크업에 대해 알아보자

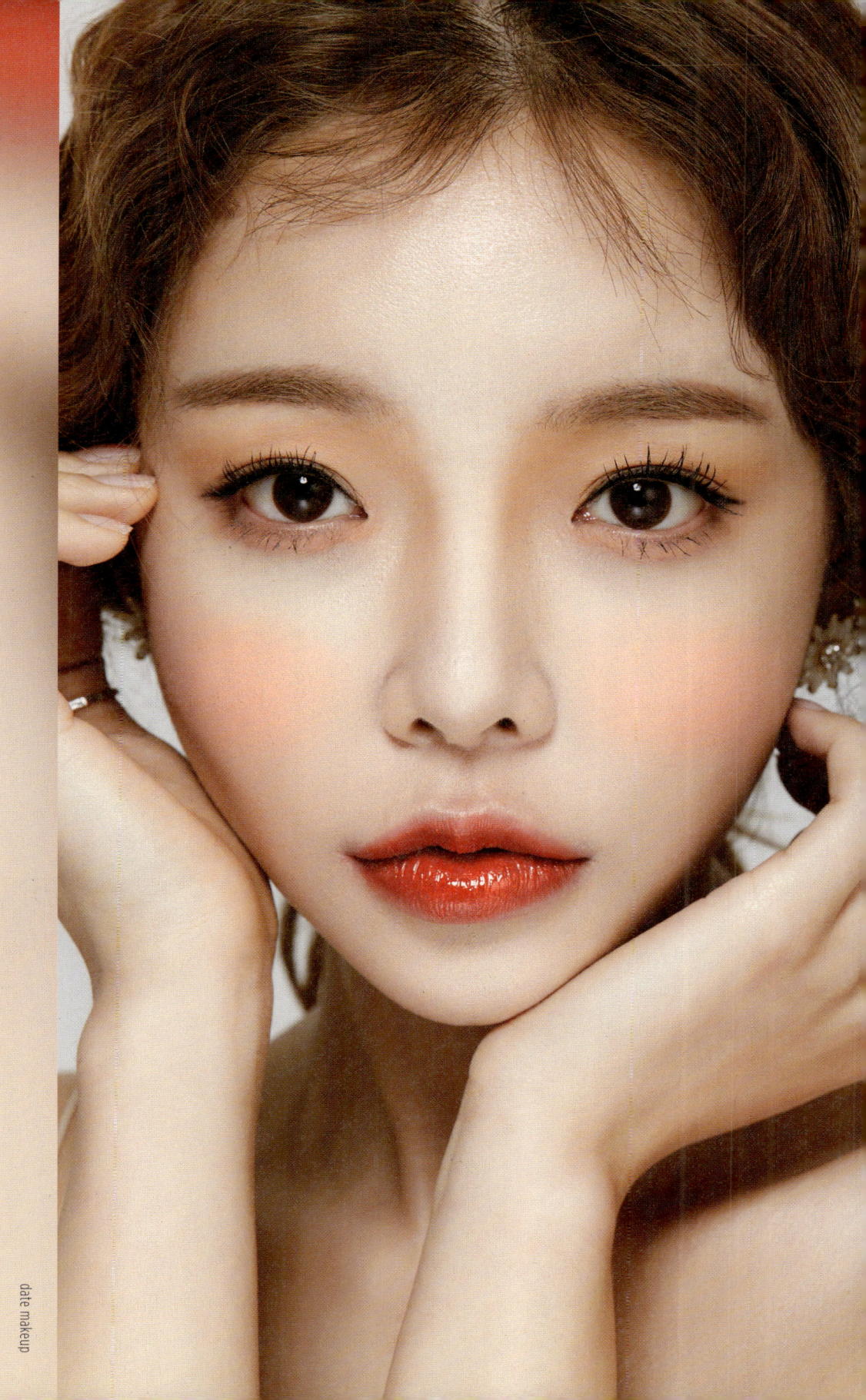

01 39쪽을 참고해 베이스 과정을 마치고 리퀴드 컨실러로 티존과 애플 존에 도톰하게 도포한다.

02 목 컬러와 비슷한 베이지 색조로 셰이딩을 넣어 준다.

03 셰이딩에 사용한 같은 제품으로 눈두덩에 음영을 넣는다. 음영은 눈 중앙 → 눈꼬리 → 콧대 순서로 도포한다.

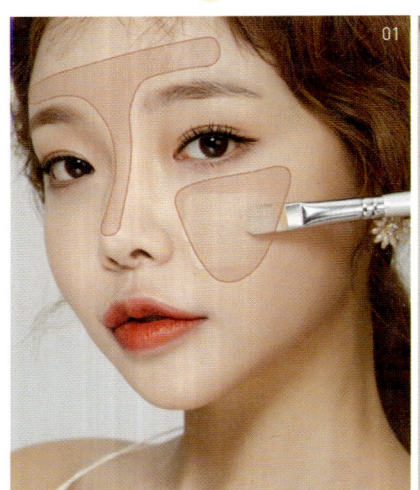

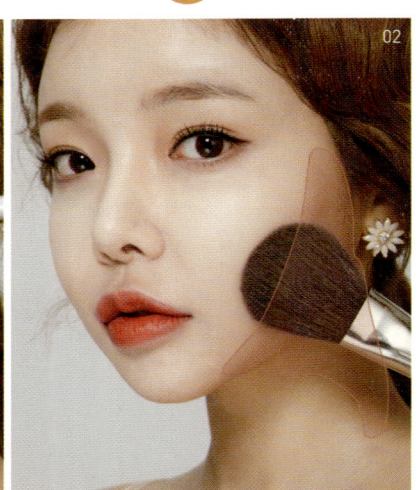

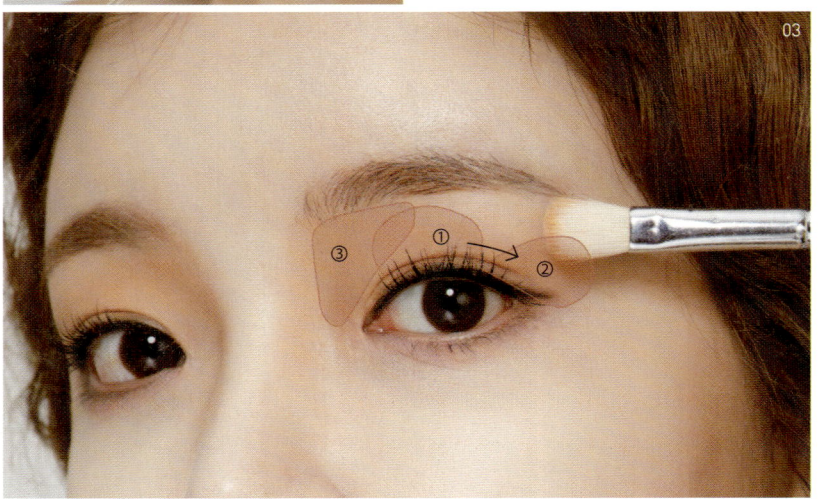

04 3과 같은 색으로 삼각 존, 언더도 함께 채워서 그윽하고 길어 보이는 눈매를
    만든다.

05 옅은 브라운 펜슬로 눈썹의 빈 곳만 메워 준다.

06 밝은 컬러의 브로우 마스카라로 눈썹을 밝게 해서 다른 곳에 음영이 들어가
    도 부드러워 보이는 이미지를 연출한다.

07 레드립과 어울리는 코랄 계열의 블러셔로 마무리한다.

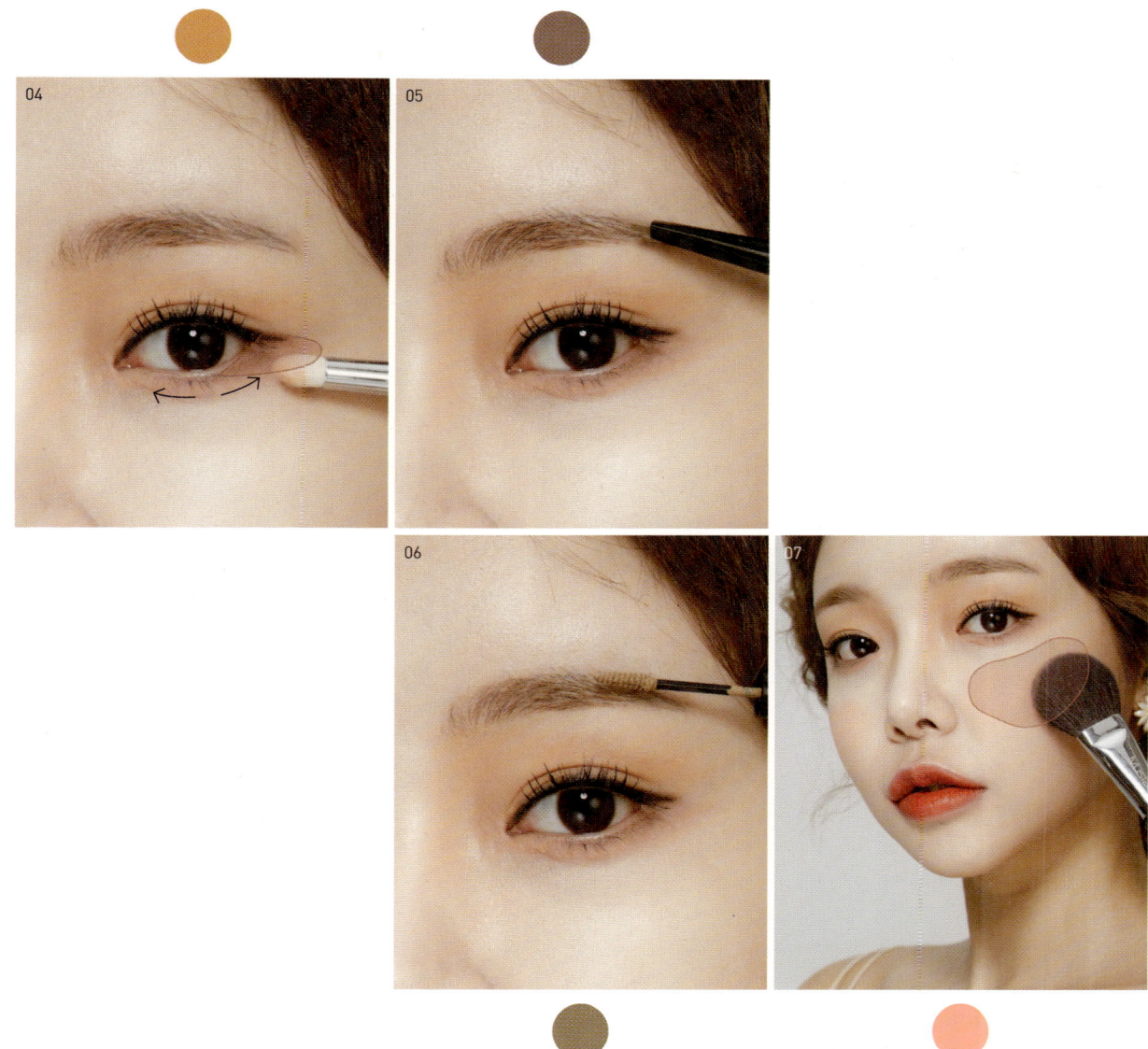

효과적인 반짝이

글리터 메이크업

Twinkle Glitter
Makeup

요즘은 글리터 메이크업도 매체에서 쉽게 접할 수 있을 정도가 되어, 많은 사람들이 특별한 자리에 갈 때 시도한다. 하지만 이 글리터를 어떻게 붙여야 하는지 아는 사람은 많지 않기 때문에 난감한 경우가 있다. 글리터는 립글로스만 있으면 쉽게 붙일 수 있다.

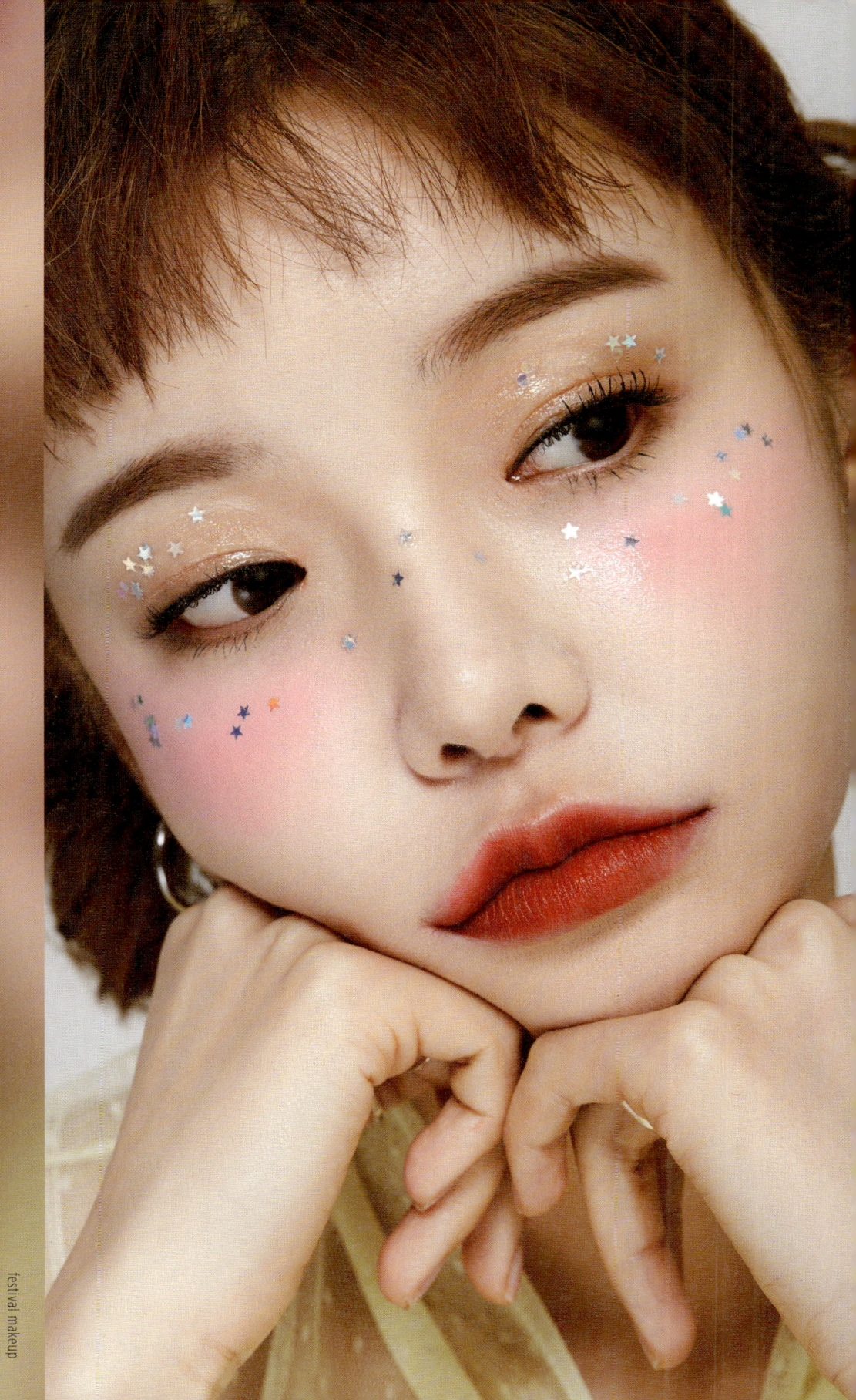

01 메이크업의 마지막 단계에서 글리터가 올라갔으면 하는 부위에 투명 글로스를 얹는다.

02 섀도한 눈두덩 위에 글로스를 얇게 펼쳐 바른다.

03 뾰족한 면봉이나, 다른 도구를 이용해서 원하는 부위에 글리터를 하나씩 얹어도 되고 브러시로 뿌리듯 발라도 상관없으나 처음 사용하는 사람이라면 하나씩 얹어 예뻐 보이는 곳에만 연출하는 것이 좋다.

　참고　글리터는 화장품 가게보다는 네일 재료 판매상에서 쉽게 구할 수 있다.

04 반짝이 글리터 메이크업 완성!

글리터 메이크업을 위한 포인트

- 글리터는 하나씩 올려 보고 느낌을 확인해야 정확하다.
- 정확한 느낌이 안 올 때는 사진을 찍어서 확인한다.

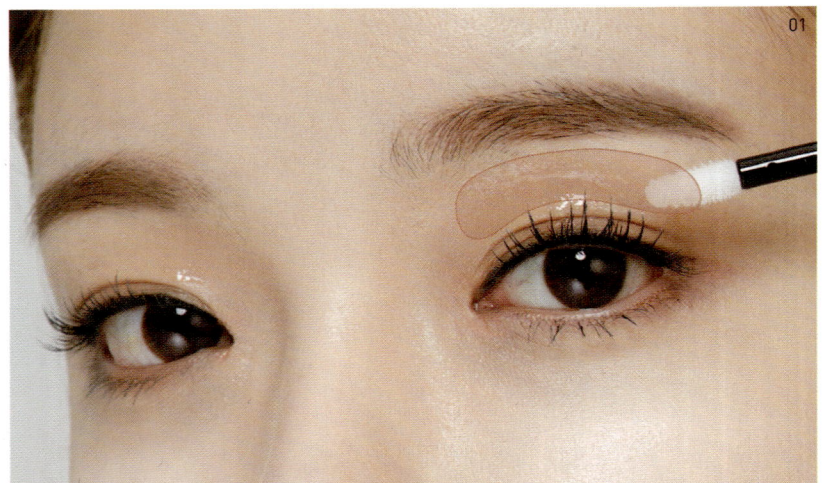

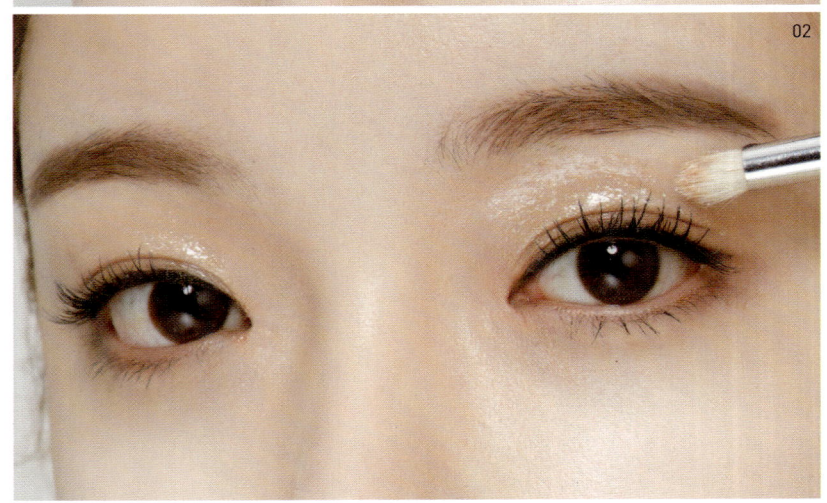

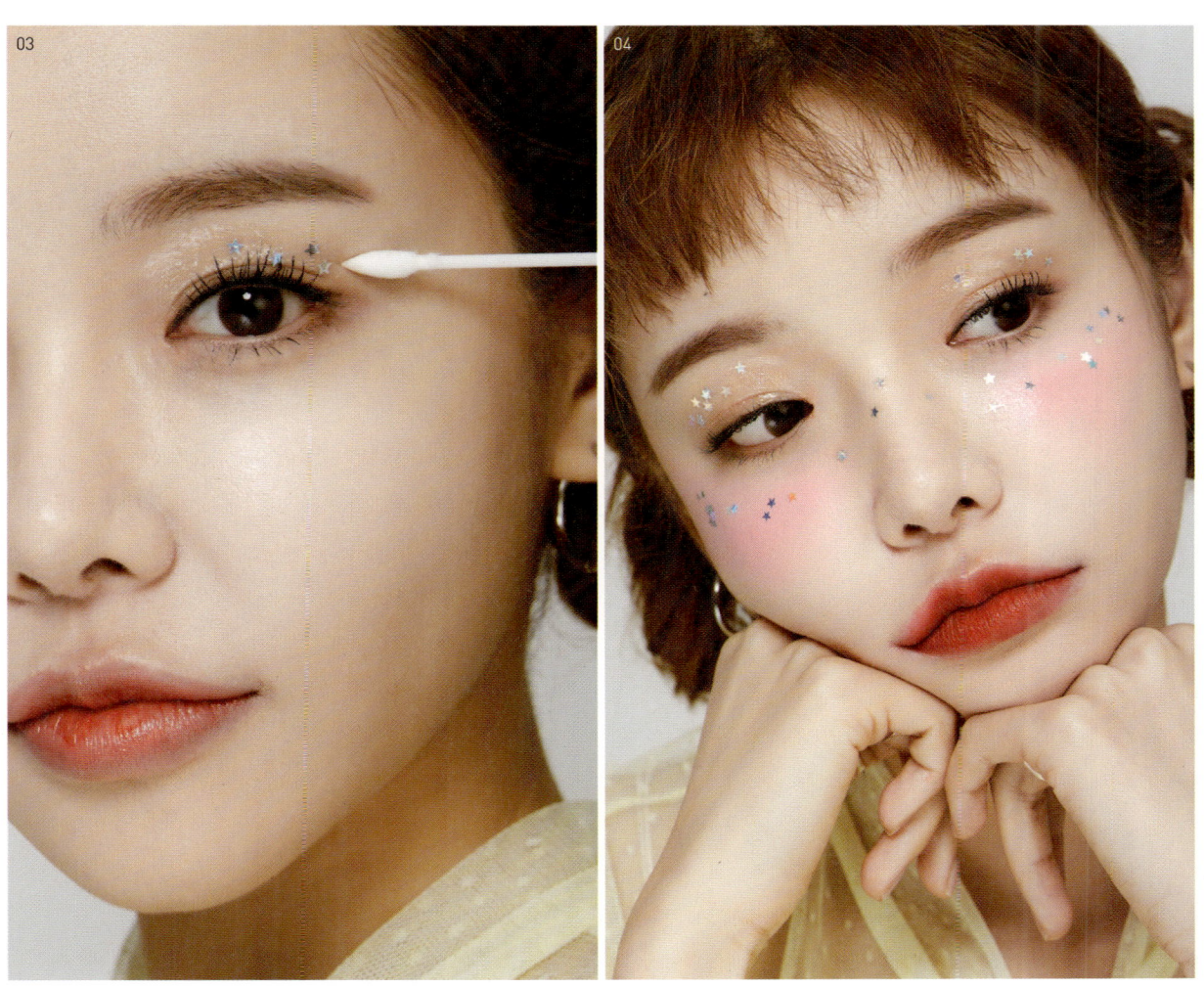

Chic & Sexy

Chic & Sexy

시원시원한 이목구비이기 때문에 어떤 컬러를 써도 잘 어울리는 모델이다.

서구적인 이미지이므로 선을 강조한 메이크업을 하면 시크해 보이고,

컬러를 강조한 메이크업을 하면 섹시해 보인다.

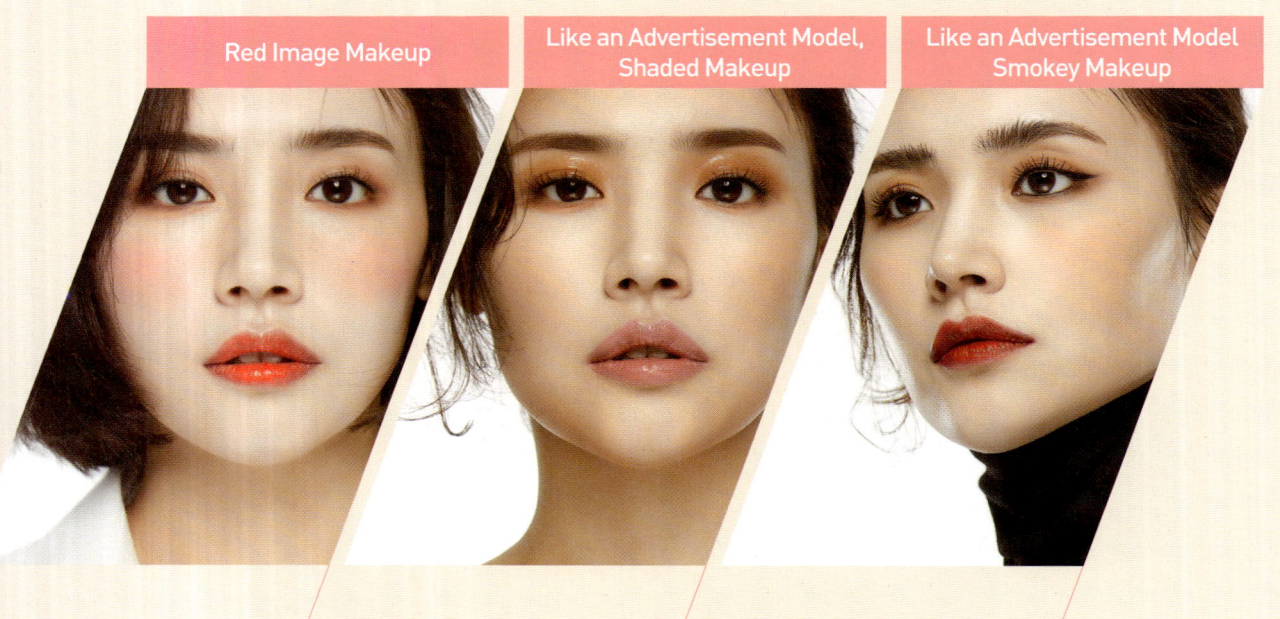

Red Image Makeup

Like an Advertisement Model,
Shaded Makeup

Like an Advertisement Model
Smokey Makeup

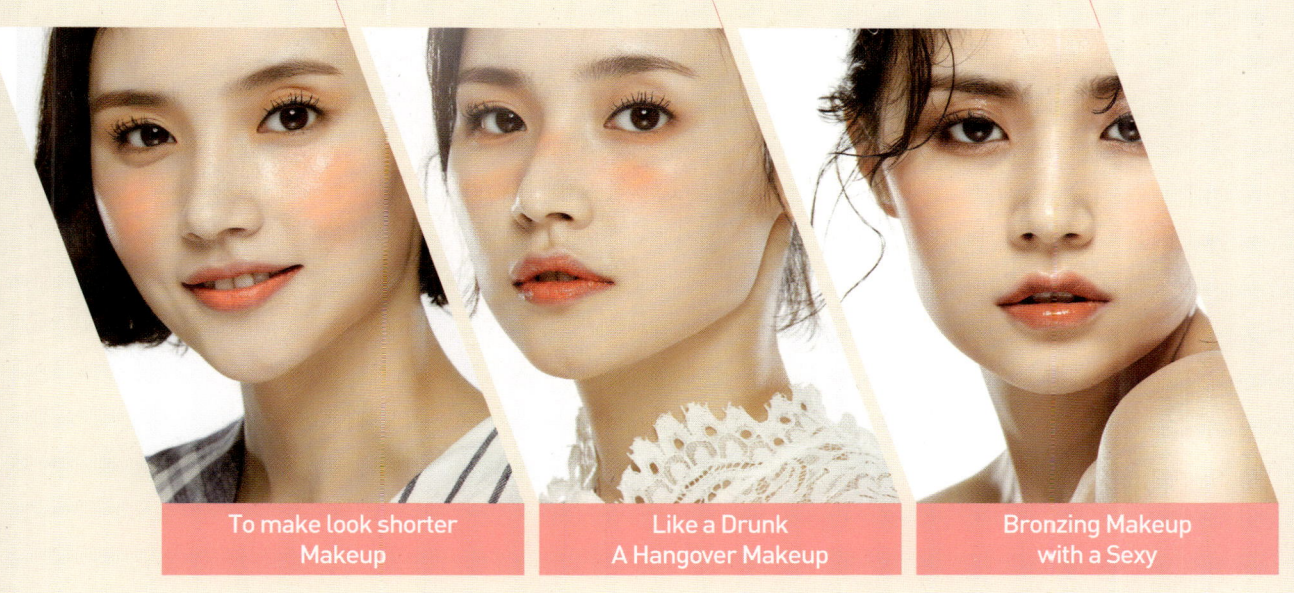

| To make look shorter
Makeup | Like a Drunk
A Hangover Makeup | Bronzing Makeup
with a Sexy |

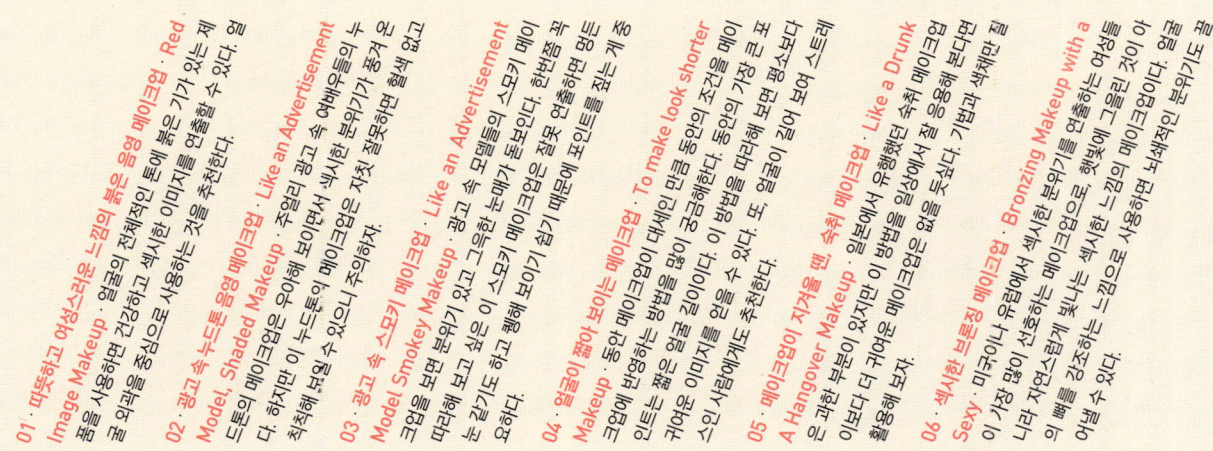

01 · 따뜻하고 여성스러운 느낌의 붉은 음영 메이크업 · Red Image Makeup · 얼굴이 전체적인 톤에 붉은 기가 있는 제품을 사용하면 건강하고 여성한 이미지를 연출할 수 있는다. 얼굴 외곽을 중심으로 사용하는 것을 추천한다.

02 · 광고 속 누드톤 음영 메이크업 · Model, Shaded Makeup · Like an Advertisement · 주얼리 광고 속 여배우들의 누드톤의 메이크업은 우아해 보이면서 싸늘한 분위기가 풍겨 온다. 하지만 이 누드톤 메이크업이 자칫 칙칙해 보일 수 있으니 주의하자.

03 · 광고 속 스모키 메이크업 · Model Smokey Makeup · Like an Advertisement · 광고 속 모델들의 스모키 메이크업들을 따라해 보고 싶은 이 스모키 메이크업은 꼭 눈매가 돋보이다. 한번쯤 제 중눈 같기도 하고 쾌해 보이기 때문에 포인트를 짚는 멋든요하다.

04 · 얼굴이 짧아 보이는 메이크업 · To make look shorter Makeup · 동안 메이크업이 만큼 동안의 조건을 메이크업에 반영하는 방법을 많이 궁금해한다. 이 방법을 따라해 보면 평소보다 큰 표 까여운 젊은 얼굴 길이이다. 이 방법을 따라해 보면 평소보다 큰 표 스인 사람들에게도 추천한다. 또, 얼굴이 길어 보여 스트레스인 사람들에게도 추천한다.

05 · 메이크업이 지겨울 땐, 숙취 메이크업 · Like a Drunk A Hangover Makeup · 일본에서 유행했던 숙취 메이크업은 파한 부분이 있지만 이 방법을 일상에서 잘 응용해 본다면 이보다 더 귀여운 메이크업은 없을 듯하다. 가볍게 색카만 더 활용해 보자.

06 · 섹시한 브론징 메이크업 · Bronzing Makeup with a Sexy · 미주나 유럽에서 섹시한 분위기를 연출하는 여성들이 가장 많이 선호하는 메이크업으로 햇빛에 그을린 것이 아니라 자연스럽게 빛나는 섹시한 느낌의 메이크업이다. 얼굴의 뼈를 감조하는 느낌으로 사용하면 입체적인 분위기도 불어낼 수 있다.

따뜻하고 여성스러운 느낌의

붉은 음영 메이크업

Red Image
Makeup

얼굴의 전체적인 색에 붉은 기가 있는 제품을 사용하면 건강하고 섹시한 이미지를 연출할 수 있다. 얼굴 외곽을 중심으로 사용하는 것을 추천한다.

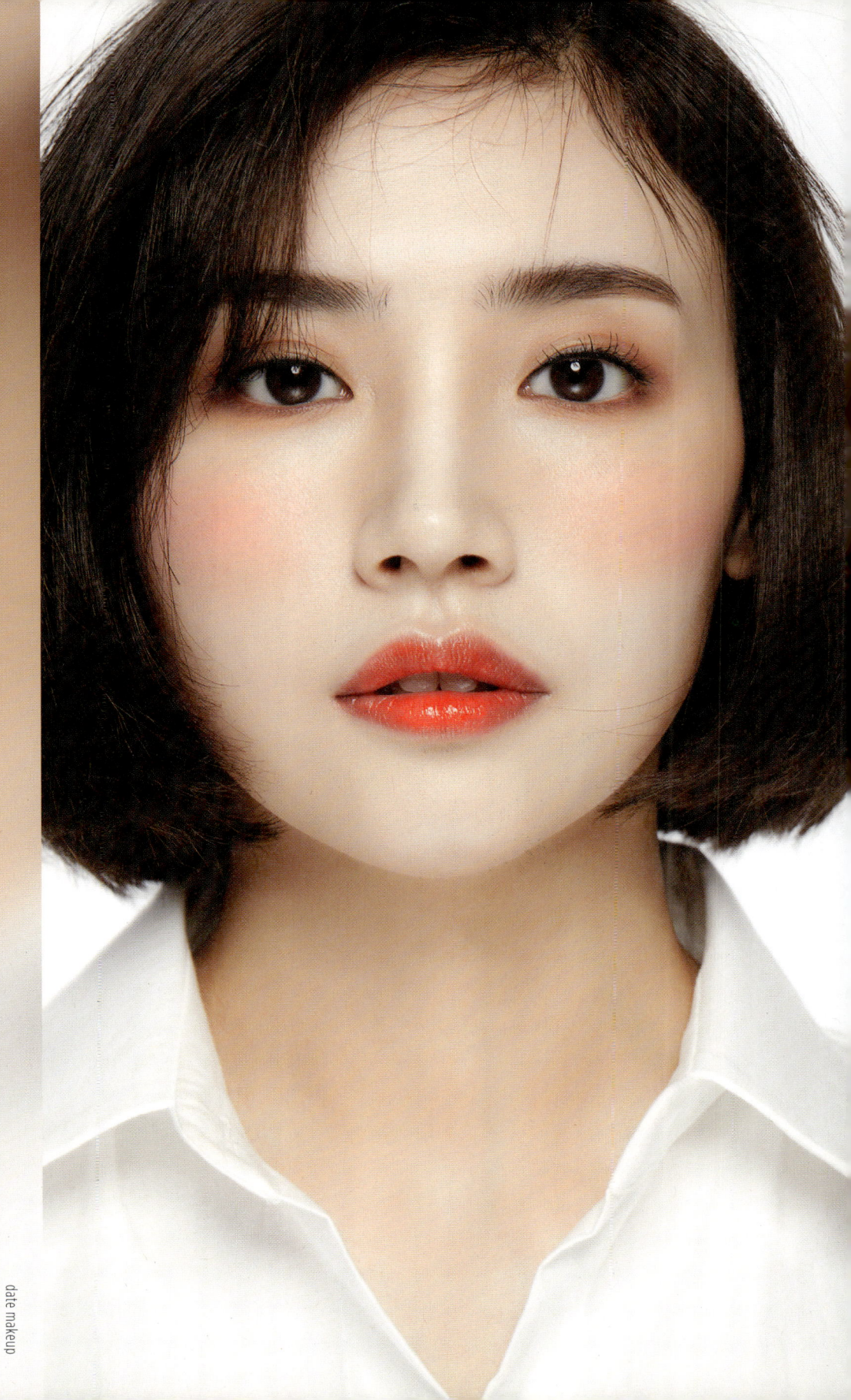

01 붉은 음영감 메이크업을 할 때 지저분해 보이지 않게 하려면 눈 주변을 밝혀 주는 것이 좋다. 아이 코렉터를 사용하여 다크서클을 가려 준다.

참고 다크서클 커버가 필수는 아니며, 파운데이션 전이나 후에 해도 상관없다.

02 39쪽을 참고해 두껍지 않게 베이스 메이크업을 하고 그 위에 세이딩을 넣어 이목구비 균형을 맞춘다.

참고 사람들은 보통 한 쪽으로 씹거나 한 쪽 근육으로 표정을 짓는 경향이 있어 한 쪽 턱이 더 큰 경향이 많다. 이런 경우 세이딩으로 대칭을 맞출 수 있다.

붉은 음영 메이크업을 위한 포인트
· 글리터는 하나씩 올려 보고 느낌을 확인해야 정확하다.
· 너무 붉지 않은 섀도
· 레드를 진하게만 사용한다는 생각을 버릴 것

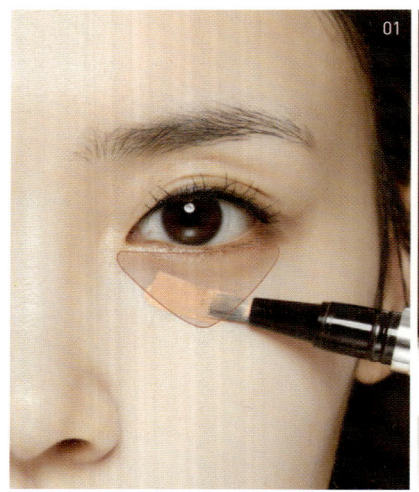
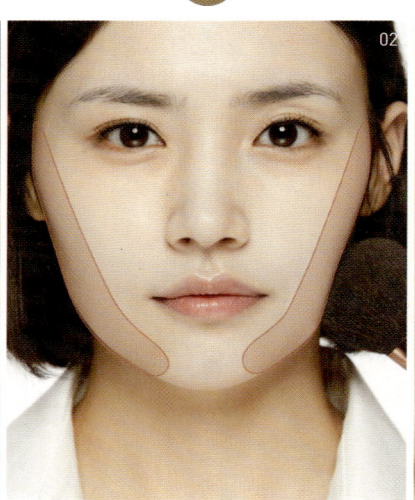
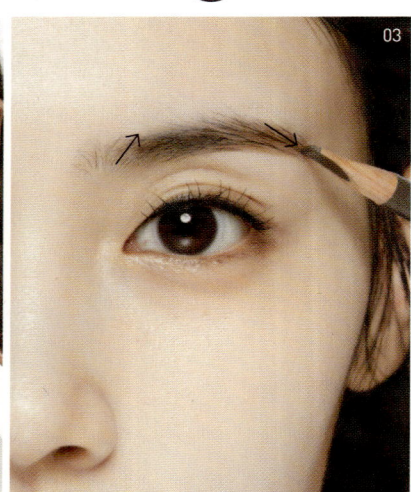

03 눈썹은 모발과 비슷한 색조로 빈 곳만 슥슥 한 올 한 올 그려 자연스럽게 연출한다.

04 붉은 기가 있는 아이라이너 펜슬이나 립 펜슬을 이용해서 눈의 언더라인을 얇고 연하게 그린다.

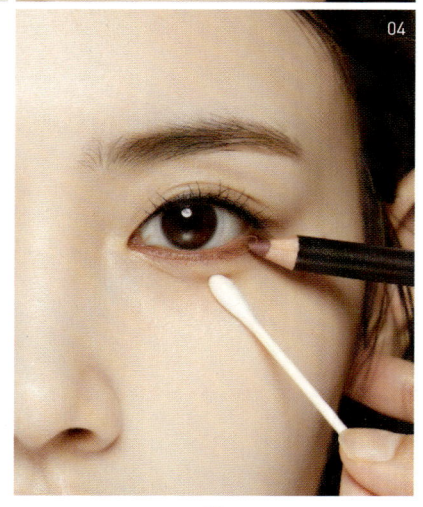

98

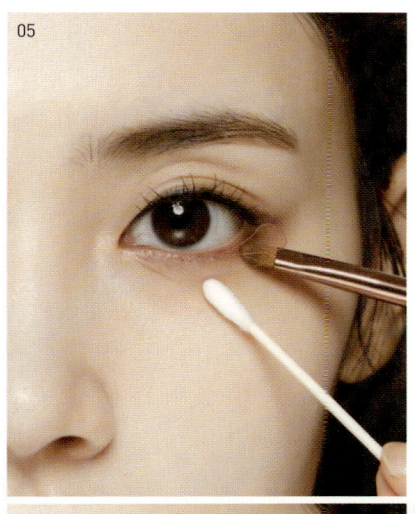

05 얇고 작은 섀도 브러시로 자연스럽게 비비는 느낌으로 펴 바르면 자연스러운 음영이 만들어진다.

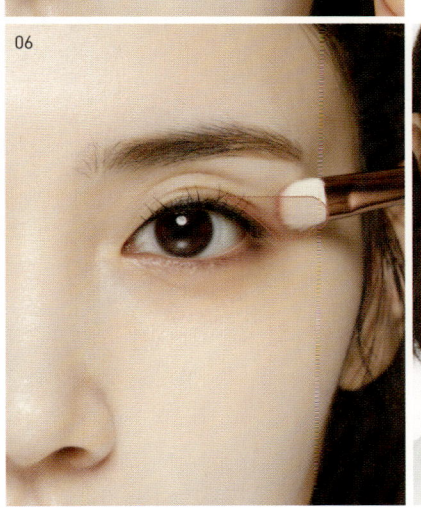

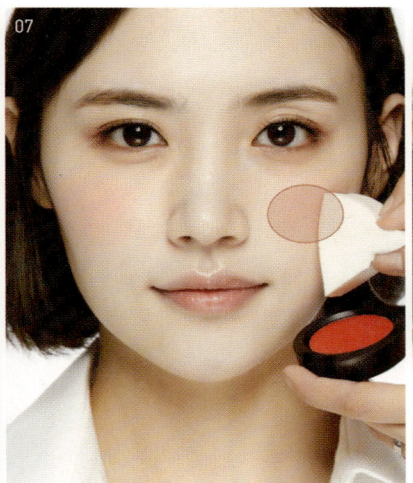

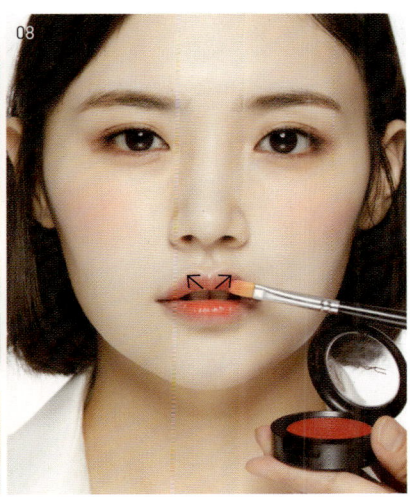

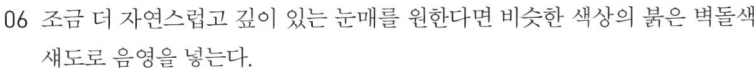

06 조금 더 자연스럽고 깊이 있는 눈매를 원한다면 비슷한 색상의 붉은 벽돌색 섀도로 음영을 넣는다.

참고 여기서 붉은 기가 너무 많이 들어가면 눈이 충혈되어 보여 무서운 인상을 줄 수 있으니 주의한다.

07 맑은 발색의 빨간 크림 블러셔를 이용해서 볼과 입술을 물들이듯 바른다.

08 너무 진하게 바르면 탁한 느낌이 날 수 있으니 입술 안쪽에 바르고 바깥쪽까지 펼치듯 연하게 연결시켜 부담스럽지 않게 연출한다. 입술 라인이 부담스럽게 그려지면 면봉으로 정리한다.

참고 과한 붉은 기는 오히려 인상이 세 보일 수 있으니 주의한다.

02

광고 속 누드톤 음영 메이크업

Like an Advertisement Model,
Shaded Makeup

주얼리 광고 속 여배우들의 누드톤의 메이크업은 우아해 보이면서 섹시한 분위기가 풍겨 온다. 하지만 이 누드톤의 메이크업은 자칫 잘못하면 혈색 없고 칙칙해 보일 수 있으니 주의하자.

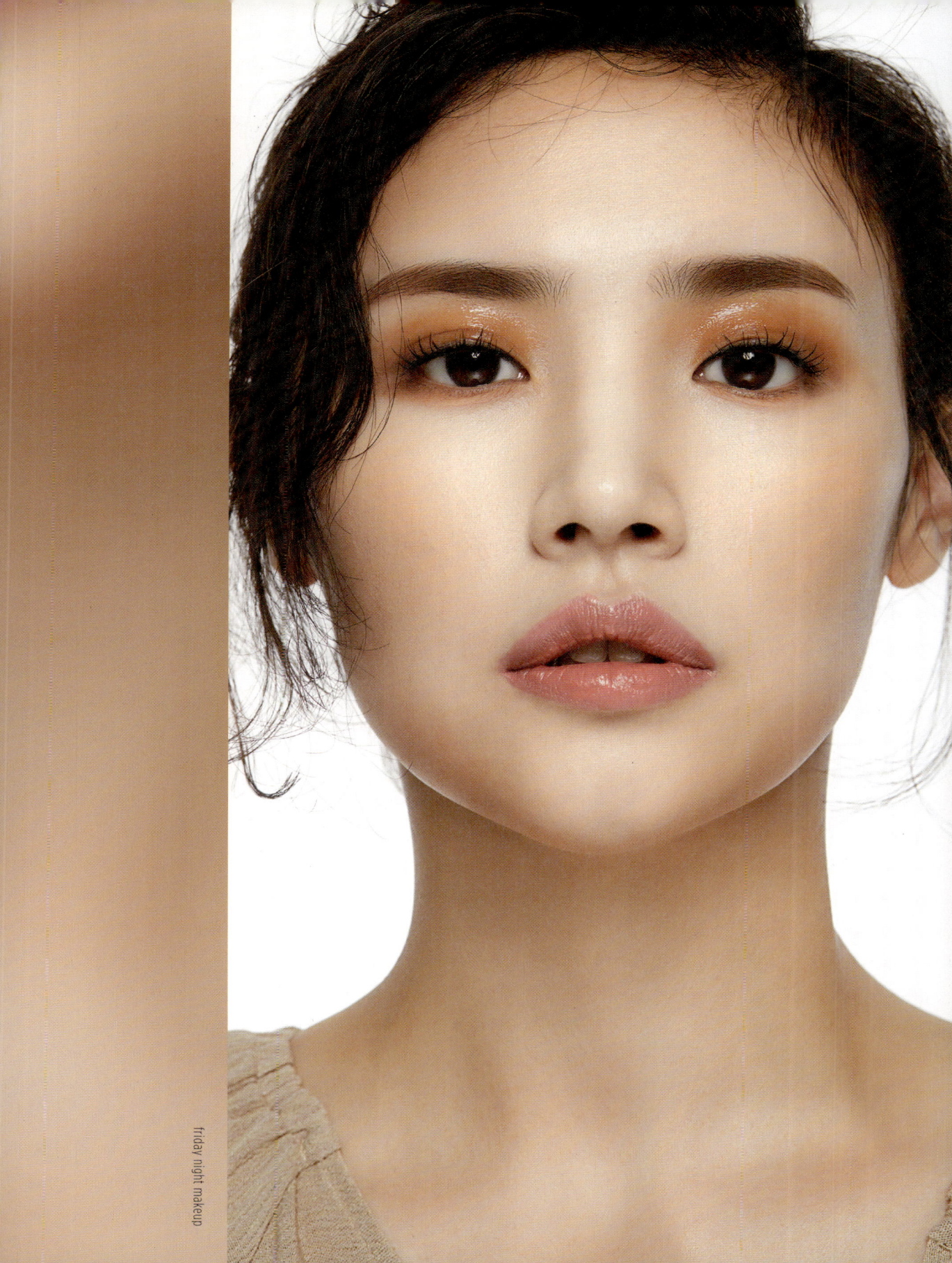

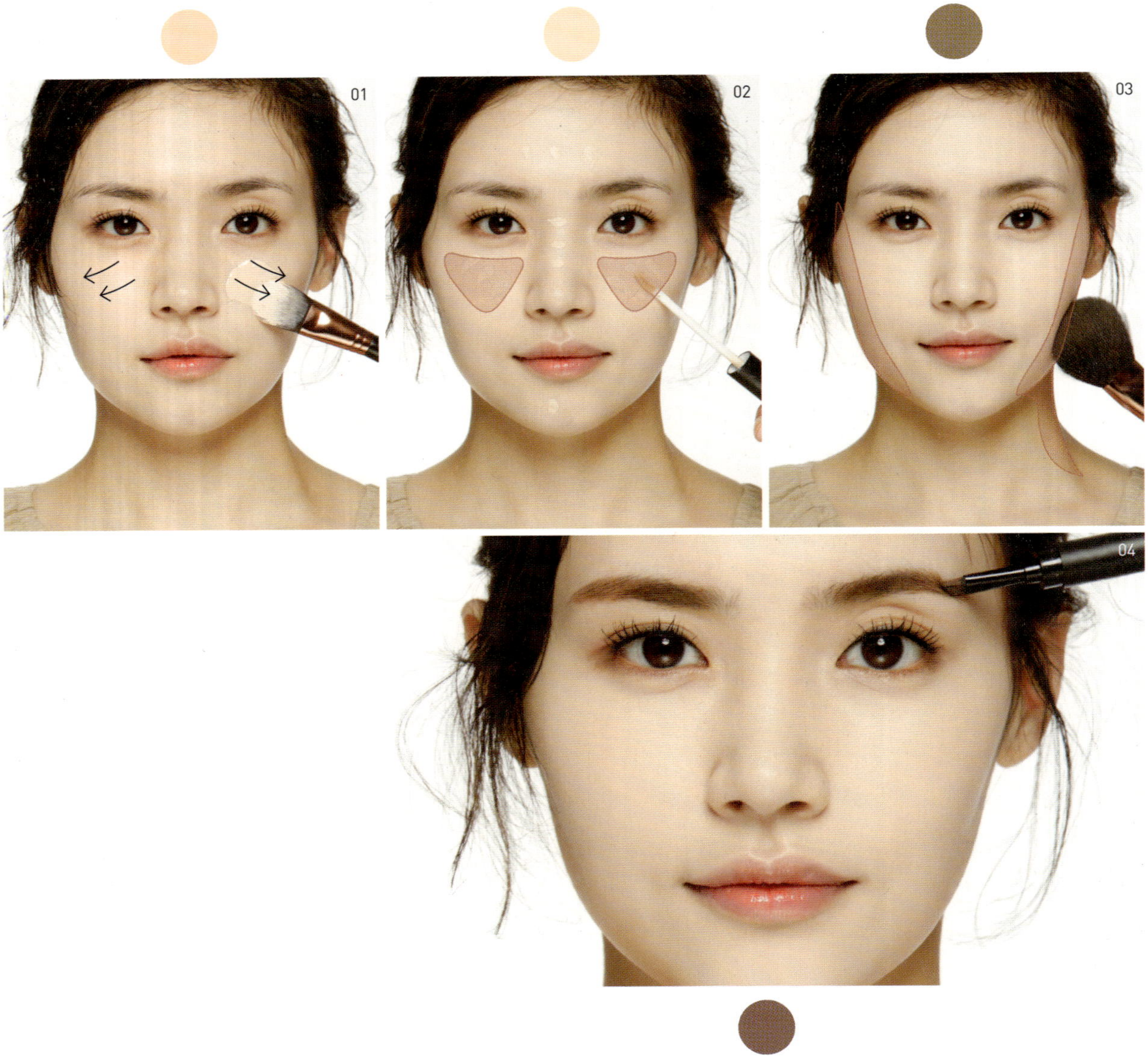

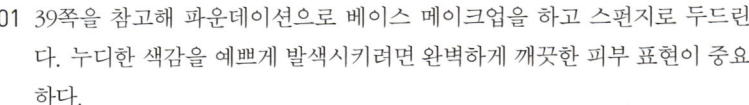

01 39쪽을 참고해 파운데이션으로 베이스 메이크업을 하고 스펀지로 두드린 다. 누디한 색감을 예쁘게 발색시키려면 완벽하게 깨끗한 피부 표현이 중요 하다.

02 좀 더 완벽한 피부 표현을 하고 싶다면 파운데이션보다 한 톤 밝은 리퀴드 컨실러를 티존과 애플 존에 발라 하이라이팅과 커버 효과를 동시에 잡는다.

03 얼굴 외곽에 셰이딩을 넣어 이목구비 균형을 맞춰 준다.

04 크림 타입 섀도를 브러시에 발라 눈썹을 그려 주면 브로우 마스카라와 브로 우 펜슬 효과를 동시에 얻을 수 있다.

누드톤 음영 메이크업을 위한 포인트

· 밝은 베이지 컬러의 사용
· 도톰하게 그린 립 라인
· 도톰한 입술을 돋보이게 하는 립글로스 사용

05 카멜 색상 섀도를 이용해 눈두덩에 음영을 넣어 준다. 음영을 넣을 때 눈꺼풀 위로 계속 풀어 주기보다 눈 바깥쪽으로 그러데이션해야 눈이 길어 보인다.

06 언더에 바를 때는 섀도를 새로 묻혀 바른다는 느낌브다는 브러시에 남아 있는 잔여 양으로 그러데이션을 넣어 준다는 느낌으로 발라야 자연스러운 셰이딩 효과를 볼 수 있다.

07 입술 바깥쪽과 가장 비슷한 컬러의 립 펜슬로 립 라인을 또렷하게 그려 도톰한 입술을 연출한다.

08 누디한 핑크 컬러를 이용해 입술을 채워 바른다.

참고 볼 터치 메이크업은 생략하는 것이 도톰한 입술을 강조할 수 있다. 아이 메이크업은 본인의 눈 모양과 취향에 맞게 해도 상관없다.

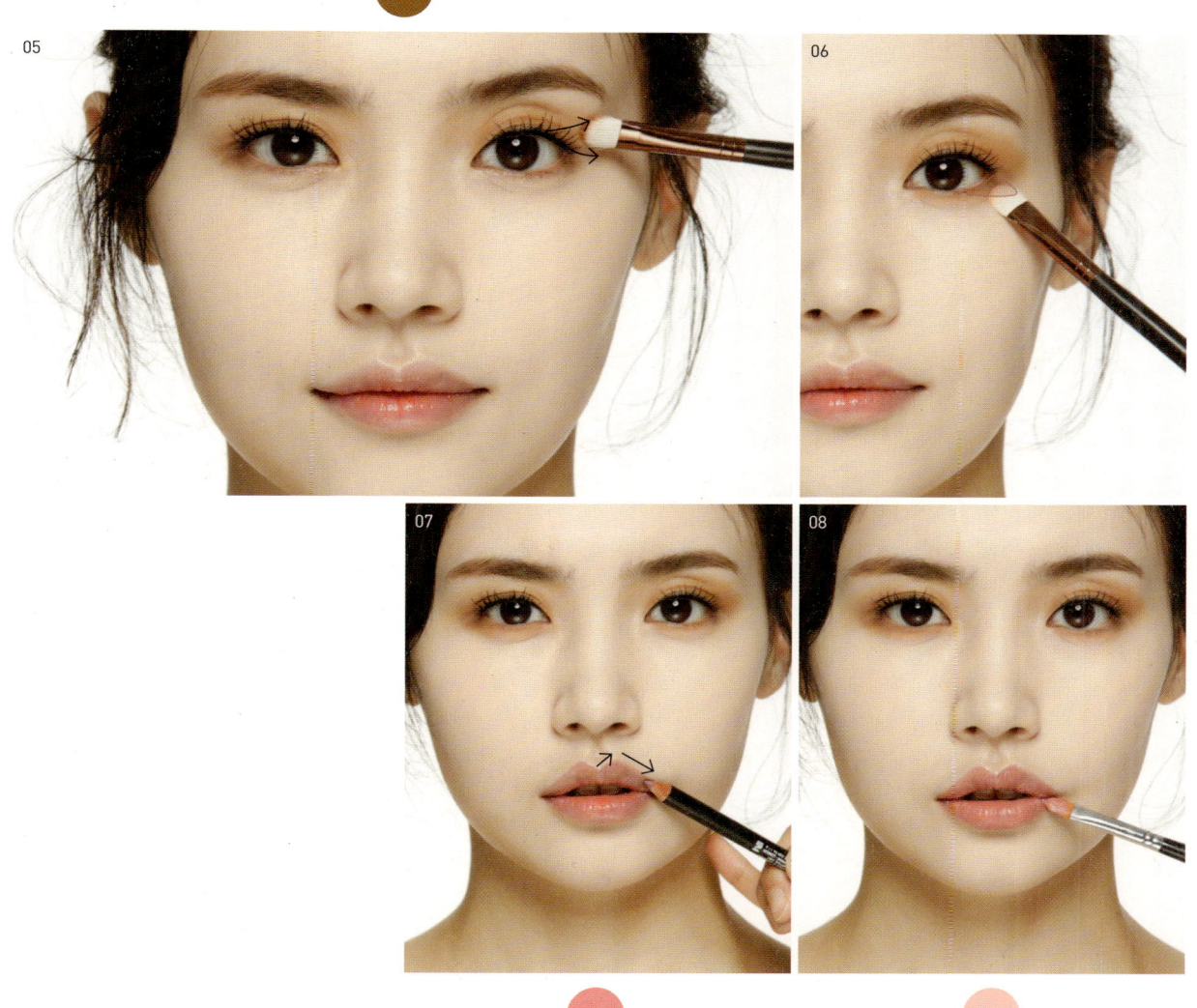

03

광 고 속 스 모 키 메 이 크 업

Like an Advertisement Model, Smokey Makeup

광고 속 모델들의 스모키 메이크업을 보면 분위기 있고 그윽한 눈매가 돋보인다. 한번쯤 꼭 따라해 보고 싶은 이 스모키 메이크업은 잘못 연출하면 멍든 눈 같기도 하고 퀭해 보이기 쉽기 때문에 포인트를 짚는 게 중요하다.

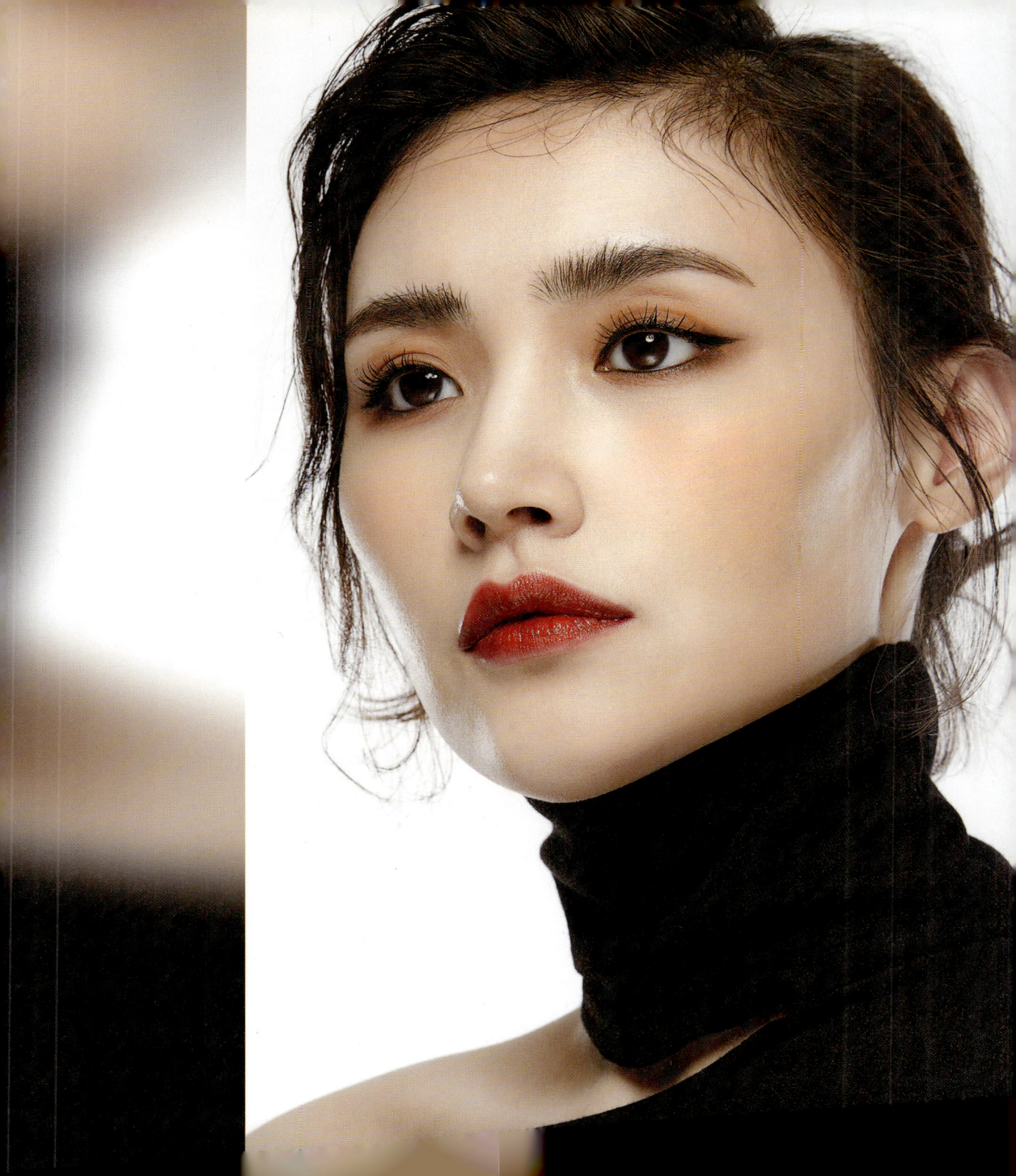

01 깨끗한 피부 표현을 위해 커버력 있는 파운데이션으로 고르게 바르고 스펀지로 밀착력 있게 두드린다.

02 얼굴 외각에 셰이딩을 넣어 얼굴 형태를 잡아 준다. 광대 부분을 감싸듯 바르면 좀 더 시크한 분위기를 연출할 수 있다.

03 눈썹 뼈를 감싸고 있는 눈썹 아래쪽을 일자로 완만하게 그리면 안정감 있는 일자형 눈썹을 완성할 수 있다.

04 베이스 음영 섀도는 너무 어둡지 않은 베이지색이 좋으며 붉은 기가 있으면 따듯하고 여성스러운 느낌을, 붉은 기가 없으면 차분하고 세련된 느낌을 연출할 수 있다.

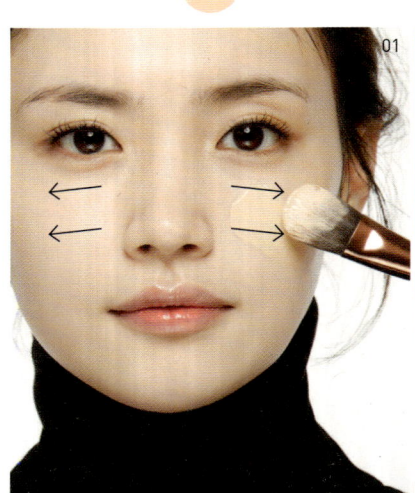

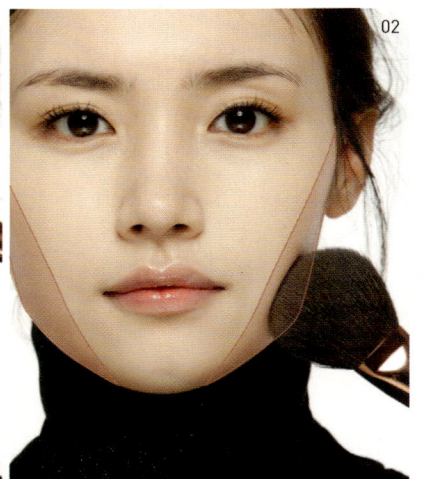

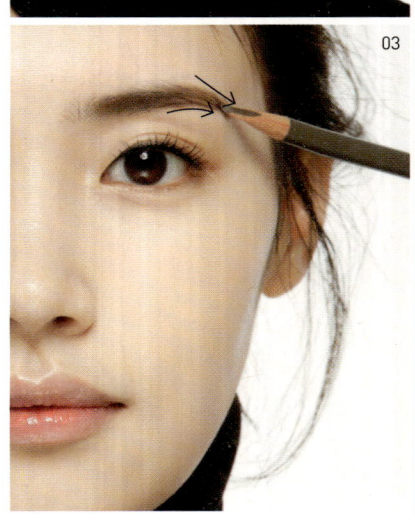

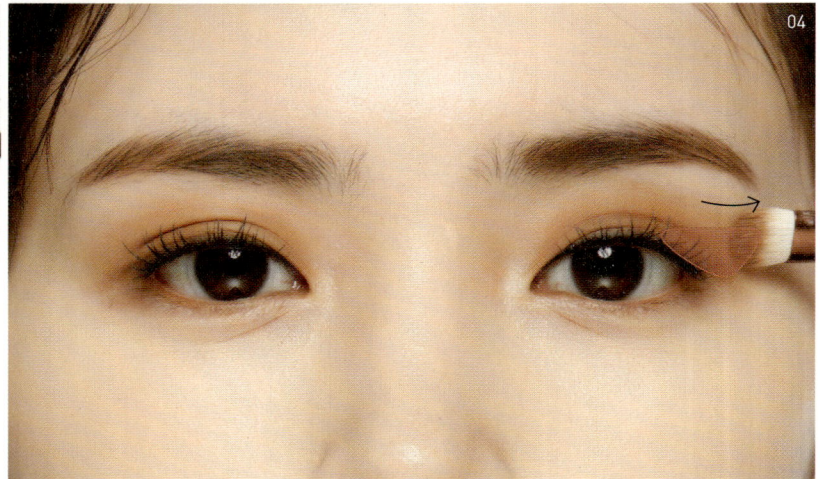

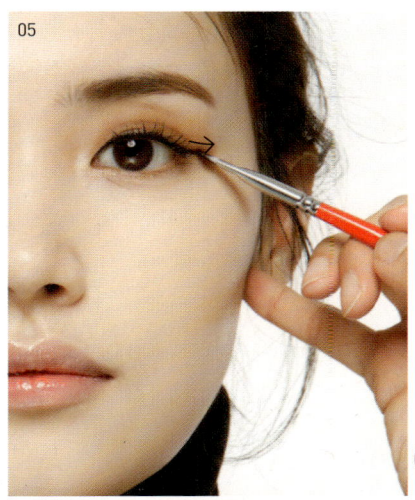

05 블랙 리퀴드 아이라이너로 점막을 꼼꼼히 메운 다음, 정면을 볼 때를 기준으로 눈동자 중심에서 뒤로 갈수록 라인을 자연스럽게 빼 준다.

06 블랙보다 조금 밝은 에스프레소 색상의 섀도로 아이라인을 살짝 뭉개듯 발라 눈매를 깊이 있게 연출한다.

07 04에서 음영 섀도로 사용한 베이지 섀도로 언더와 삼각 존을 채워 준다.

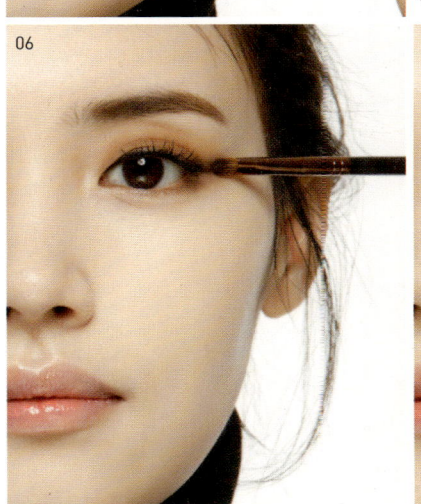

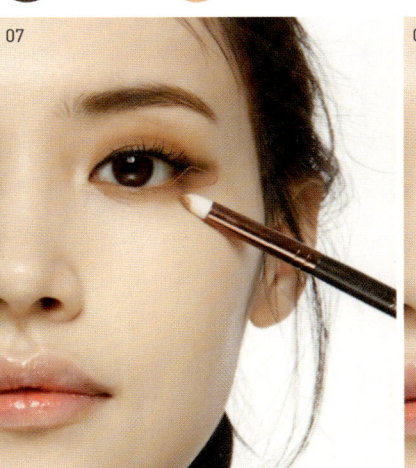

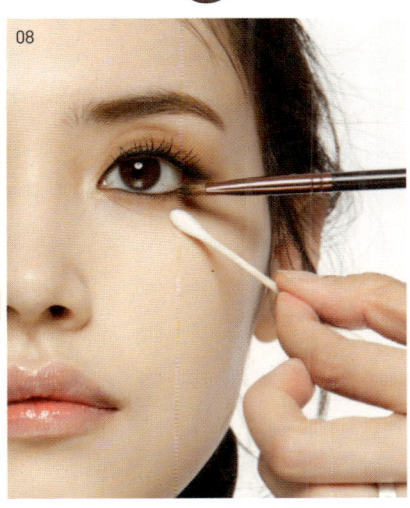

08 언더 점막은 아이라인 펜슬이나 섀도로 메워 주면 좀 더 깊어 보이는 효과를 볼 수 있다.

09 연출하고 싶은 이미지에 맞는 립 컬러를 바른다.

참고 톤 다운된 레드립을 바르면 시크해 보이고, 밝은 원색의 레드립을 바르면 얼굴에 형광등을 켠 듯 밝아 보이는 분위기를 연출할 수 있다.

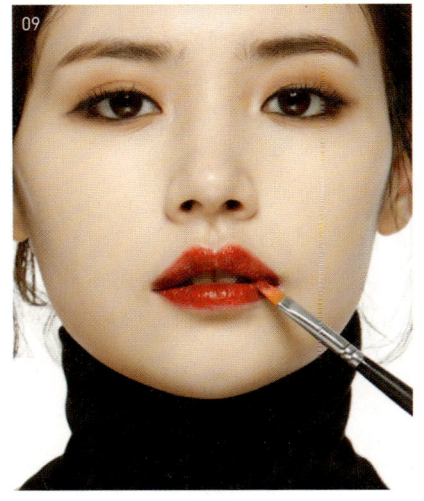

얼굴이 짧아 보이는 메이크업

To make look shorter
Makeup

동안 메이크업이 대세인 만큼 동안의 조건을 메이크업에 반영하는 방법을 많이 궁금해한다. 동안의 가장 큰 포인트는 짧은 얼굴 길이이다. 이 방법을 따라해 보면 평소보다 귀여운 이미지를 얻을 수 있다. 또, 얼굴이 길어 보여 스트레스인 사람에게도 추천한다.

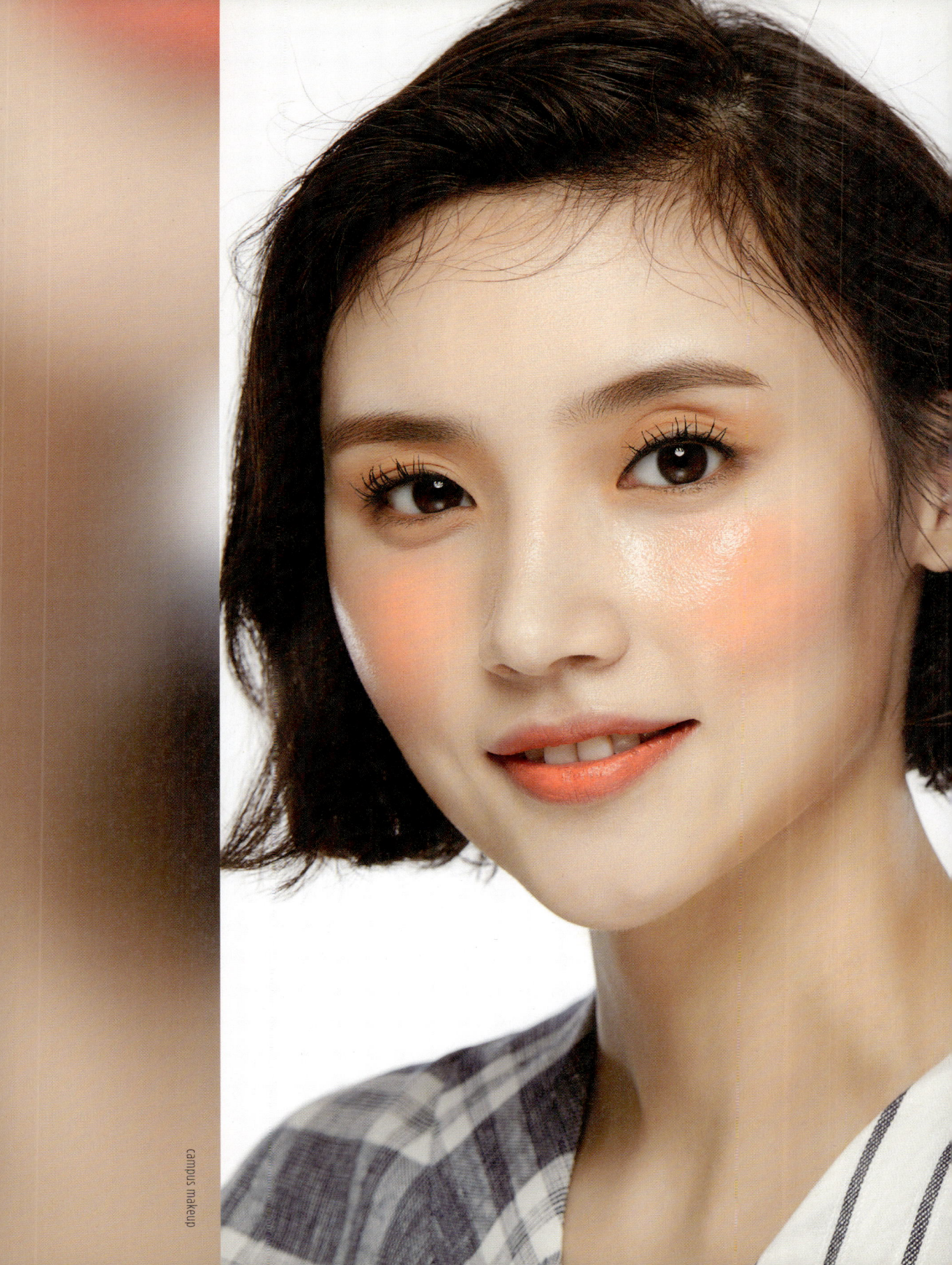

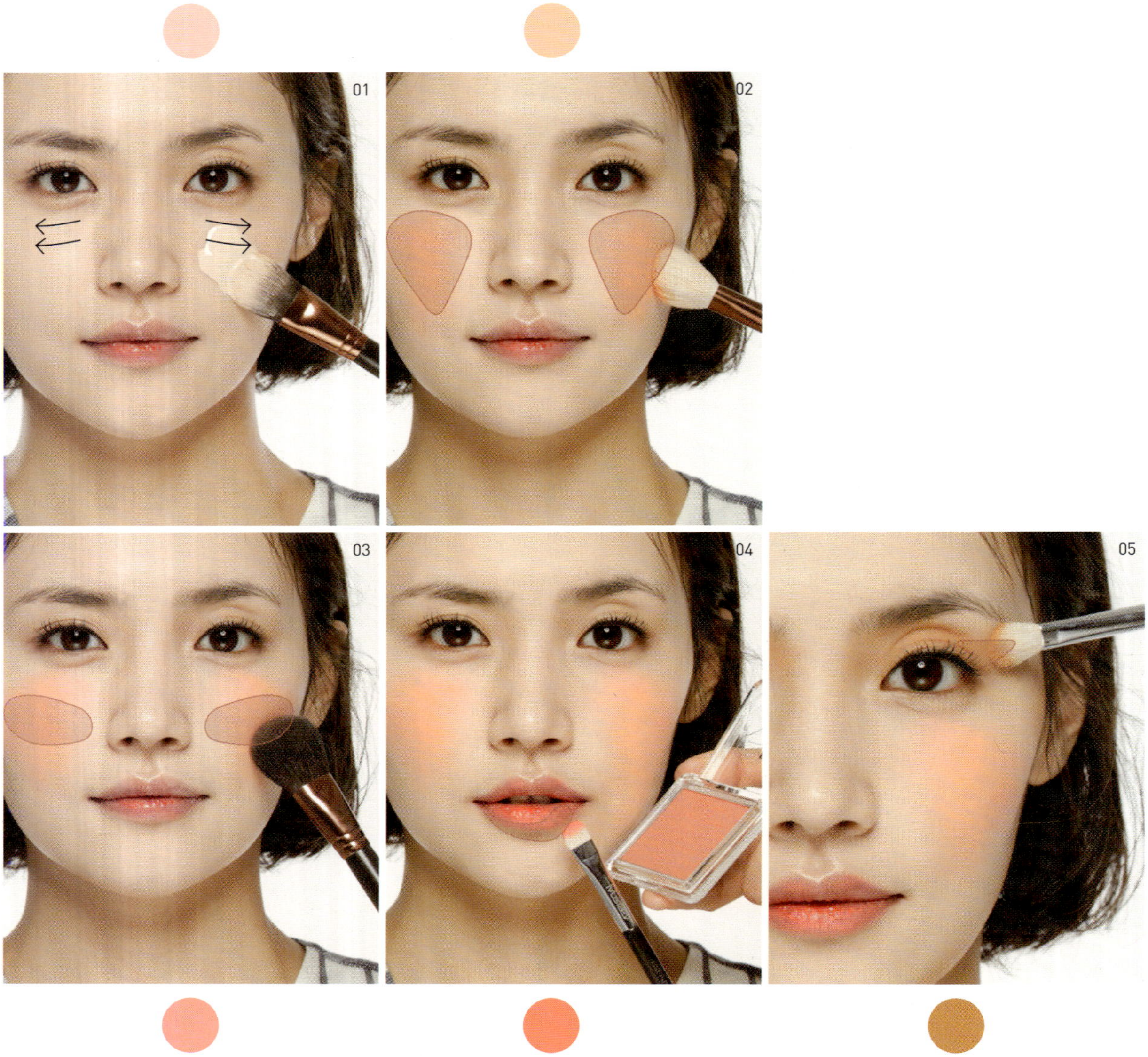

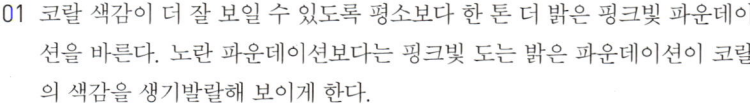

01 코랄 색감이 더 잘 보일 수 있도록 평소보다 한 톤 더 밝은 핑크빛 파운데이션을 바른다. 노란 파운데이션보다는 핑크빛 도는 밝은 파운데이션이 코랄의 색감을 생기발랄해 보이게 한다.

02 크림 타입 블러셔를 브러시에 발라 한 겹씩 발라가며 블러셔의 위치를 잡는다. 평소보다 살짝 길게 바르면 하관이 짧아 보이는 효과를 얻을 수 있다.

03 파우더 타입의 코랄 블러셔를 얹으면 유지력을 높일 수 있다.

04 입술에도 코랄 블러셔 섀도를 얹어 파스텔로 그린 것 같은 입술을 연출한다.

05 노란기가 있는 베이지 섀도로 눈두덩의 음영을 잡아 주면 이색적인 느낌이 난다.

얼굴이 짧아 보이게 하는 메이크업의 포인트

- 보송한 피부 표현
- 앞뒤로 탁 트인 눈매 표현을 위한 음영감 연출
- 부드러워 보이는 색감 선택

06 같은 컬러로 눈 앞 꼬리까지 연결하면 자연스럽게 락 트인 눈매를 연출할 수 있다.

07 삼각 존까지 연결해서 한 가지 컬러로 음영을 완성한다.

08 같은 컬러로 눈썹까지 연결해 준다. 한 가지 컬러로 모든 음영을 넣으면 음영을 많이 넣어도 탁해 보이지 않는다.

09 티존, 애플 존, 턱끝에 하이라이터를 넣어 얼굴색을 정리해 준다.

참고 눈, 코, 입 주변 피부 표현이 두껍지 않고 밝아야 지저분해 보기지 않는 완성도 높은 메이크업을 할 수 있다.

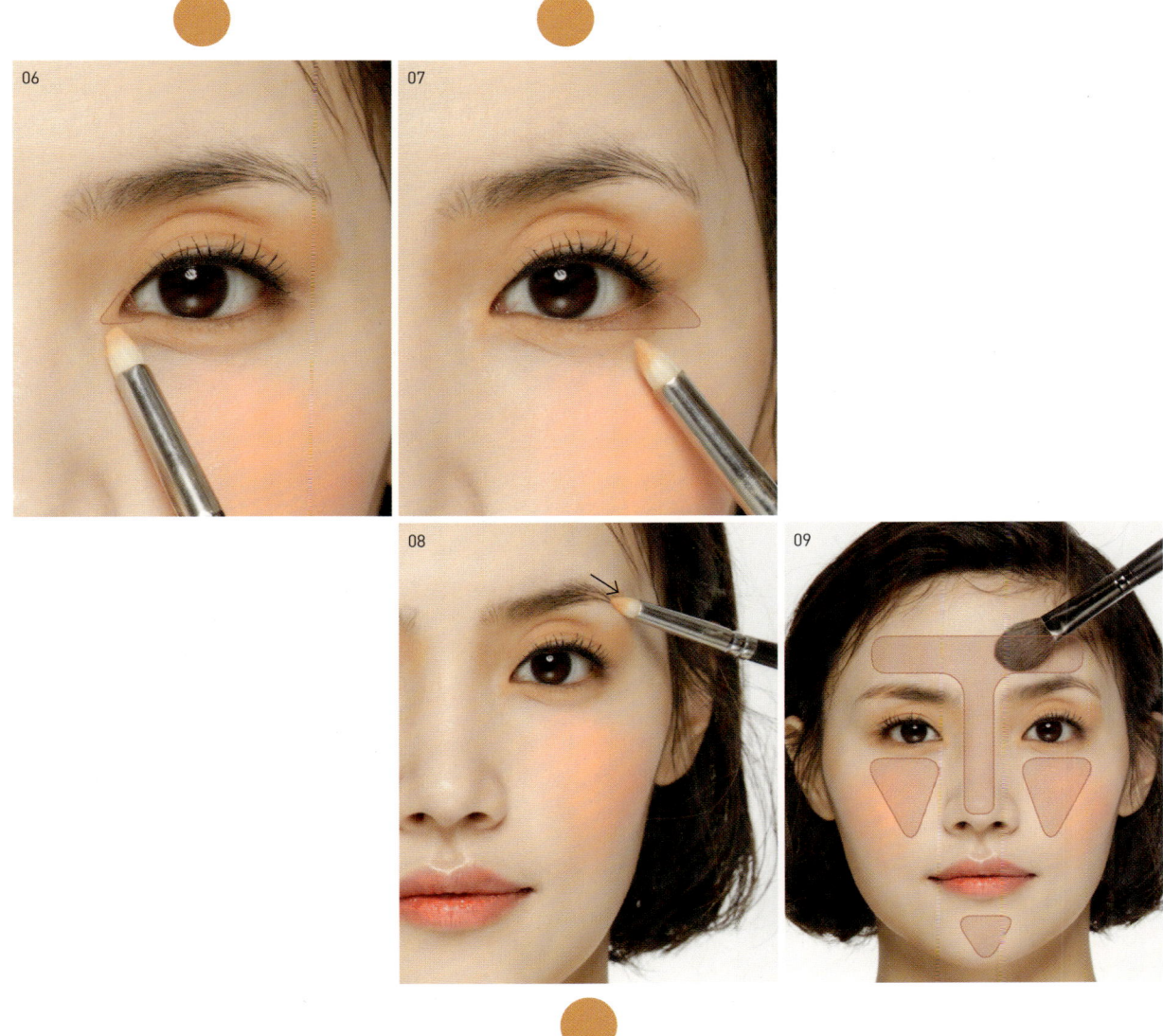

111

05

메이크업이 지겨울 땐, 숙취 메이크업

Like a Drunk,
A Hangover Makeup

일본에서 유행했던 숙취 메이크업은 과한 부분이 있지만 이 방법을 일상에서 잘 응용해 본다면 이보다 더 귀여운 메이크업은 없을 듯싶다. 기법과 색채만 잘 활용해 보자.

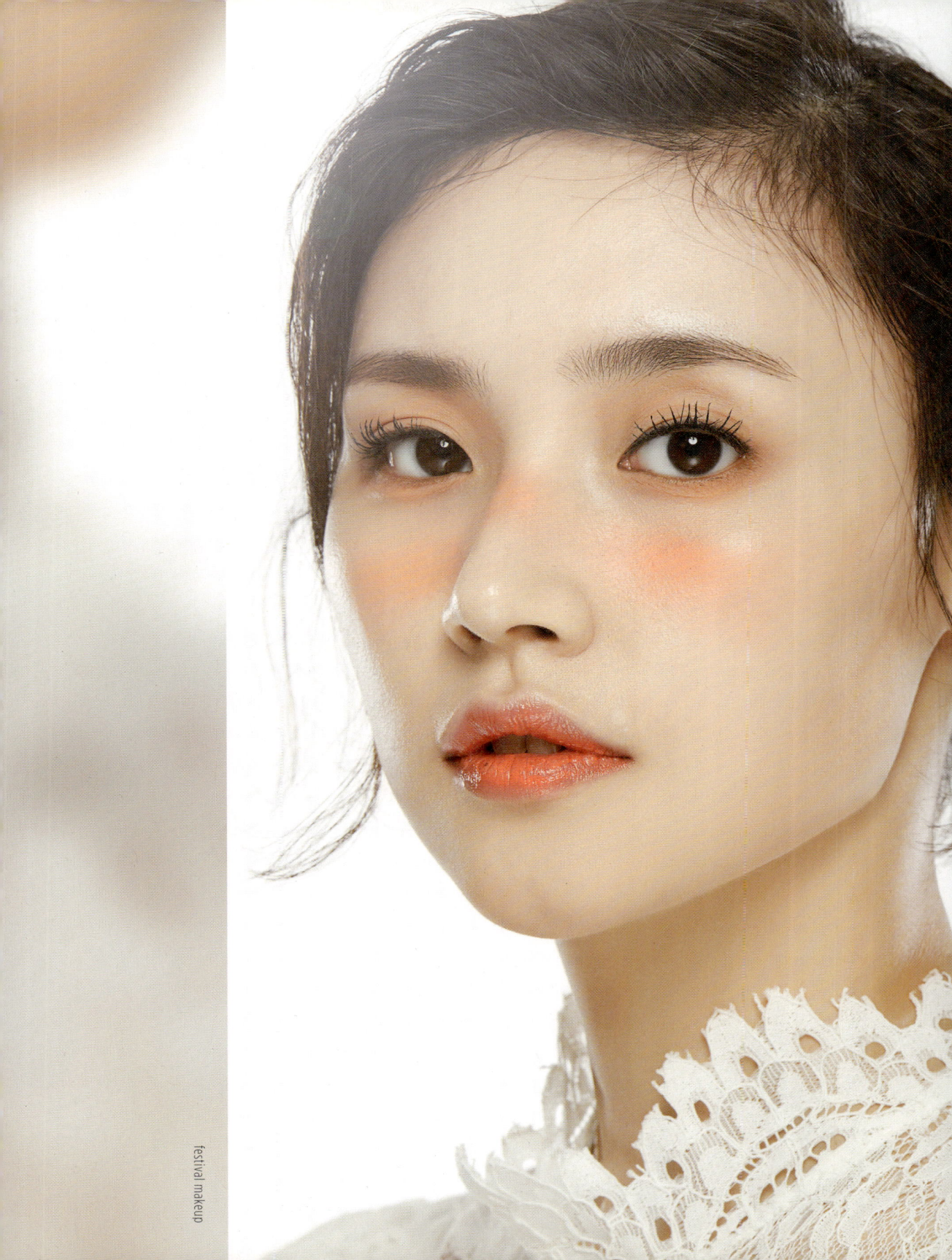

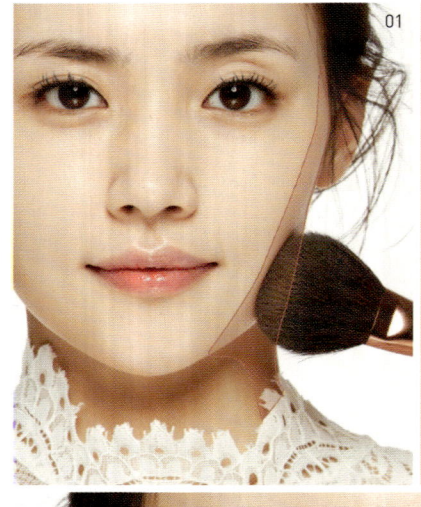

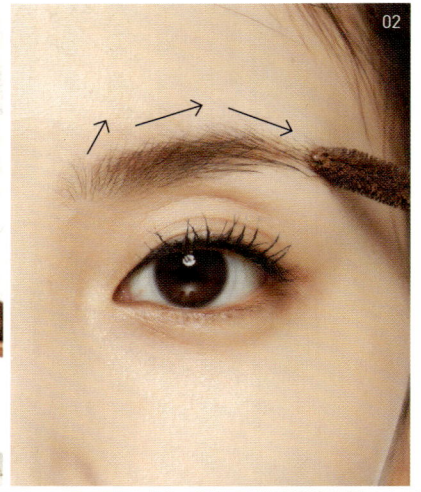

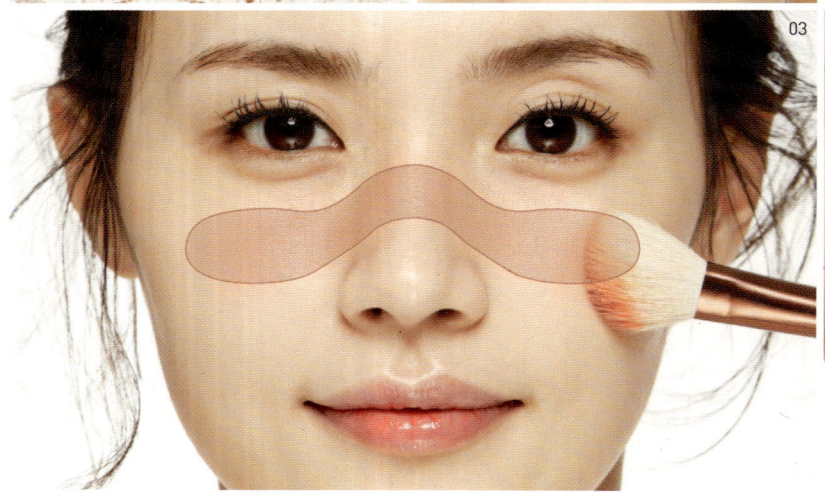

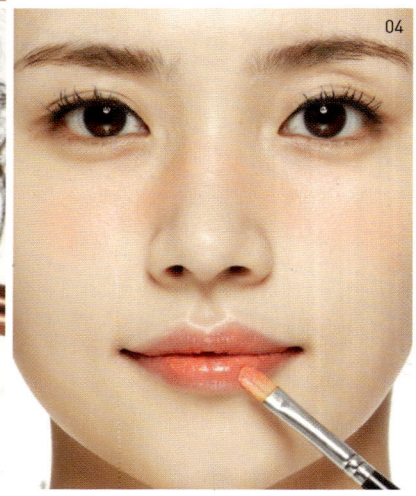

01 39쪽을 참고해 베이스 과정을 마치고 맑은 피부 표현을 위해 목과 비슷한
색 블러셔를 브러시에 살짝 묻혀 얼굴에 셰이딩을 살짝 넣어 준다. 컬러가
없다면 셰이딩과 블러셔를 섞어도 된다.

참고 두껍지 않은 피부 표현이 맑은 이미지 연출에 도움을 준다.

02 브로우 마스카라를 이용해서 눈썹의 결대로 빗는다.

03 오렌지색 크림 블러셔를 이용해 윗볼과 코 중앙을 연결해서 바른다. 광대와
볼의 중간쯤에 블러셔를 발라 주면 청순한 분위기를 연출할 수 있다.

참고 블러셔는 보통 볼 중앙을 감싸는 느낌으로 바르면 자연스럽고 생기 있어 보인다. 볼 중앙
보다 조금 더 위에 바르면 좀 더 귀엽고 어려 보인다.

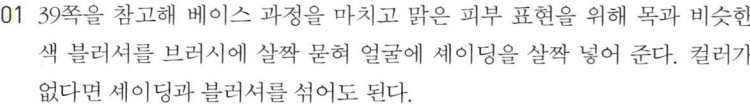

블러셔의 면적이 많아 다른 메이크업이 강
조되면 지저분해 보일 수 있으므로 눈이나
베이스 음영 등을 과하지 않게 표현하는 것
이 중요하다.

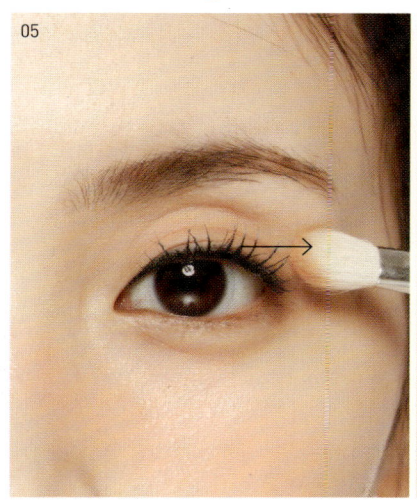
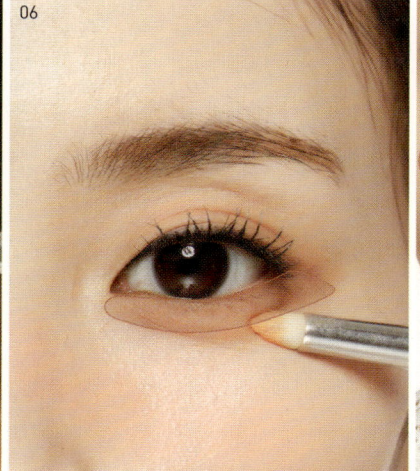
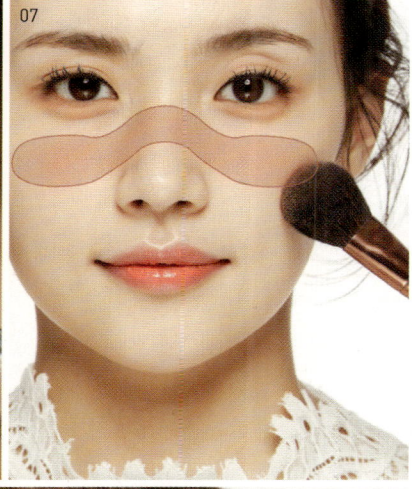
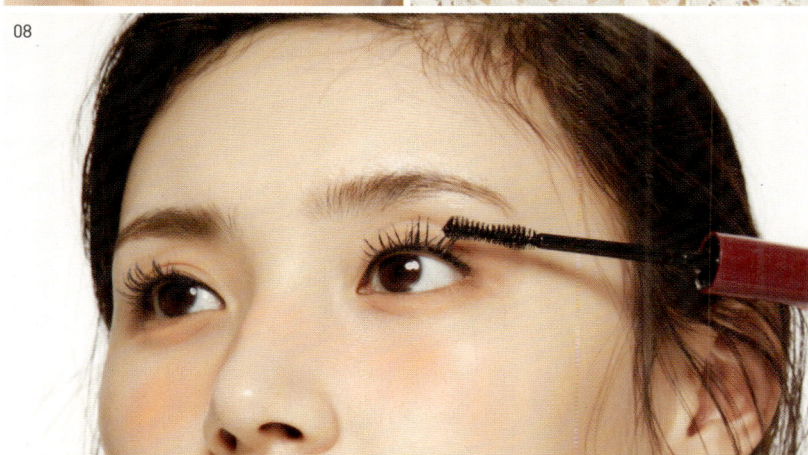

04 연한 색감의 립글로스를 얇게 바른다.

05 눈두덩은 본인 피부색과 가장 비슷한 베이지색 섀도로 한 듯 안 한 듯 연하게 발색시켜 준다.

06 언더는 좀 더 혈색 있어 보이기 위해 코랄 블러셔를 살짝 얹어 준다.

07 파우더 타입의 오렌지 블러셔로 고정력을 높여 준다.

08 블랙 마스카라로 뭉치듯 발라 발랄해 보이는 눈매를 만들어 준다.

06

섹시한 브론징 메이크업

Bronzing Makeup
with a Sexy

미국이나 유럽에서 섹시한 분위기를 연출하는 여성들이 가장 많이 선호하는 메이크업으로, 햇빛에 그을린 것이 아니라 자연스럽게 빛나는 섹시한 느낌의 메이크업이다. 그래서 미국 코스메틱 브랜드는 보통 브론저 제품이 메인으로 인기가 많다. 얼굴의 뼈를 강조하는 느낌으로 사용하면 뇌쇄적인 분위기도 끌어낼 수 있다.

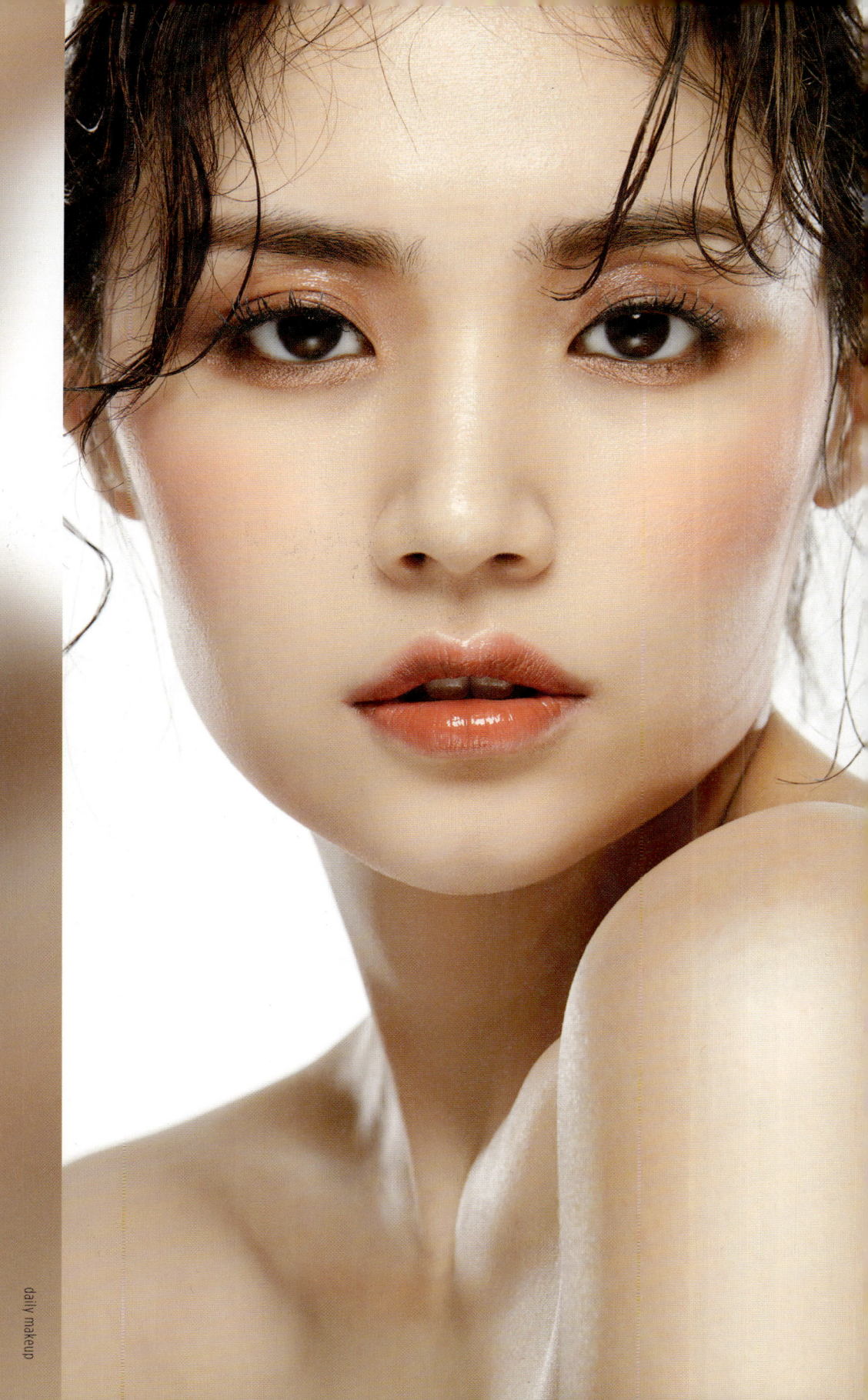

01 39쪽을 참고해 파운데이션으로 베이스 메이크업을 한다.

02 브론징 전용 블러셔나 펄 감이 함유된 오렌지 빛 블러셔를 이용해서 ①광대를 감싸듯 블러셔를 바르고 ②브러시에 남은 양을 이용해 얼굴 전체 세이딩을 넣어 섹시한 피부를 연출한다.

참고 미세한 펄 감이 함유되어 있는 브론징 제품은 주로 골드 펄이 들어 있어 조명에 은은하게 빛나는 피부가 섹시하게 보일 수 있도록 도와준다.

03 작고 미세한 펄로 이루어진 브라운 섀도를 이용해 눈두덩에 음영을 넣어준다.

브론징 메이크업이 처음이라면 조금씩 차근차근 발라 본다.
갑작스레 많은 면적에 하면 어색할 수 있다.

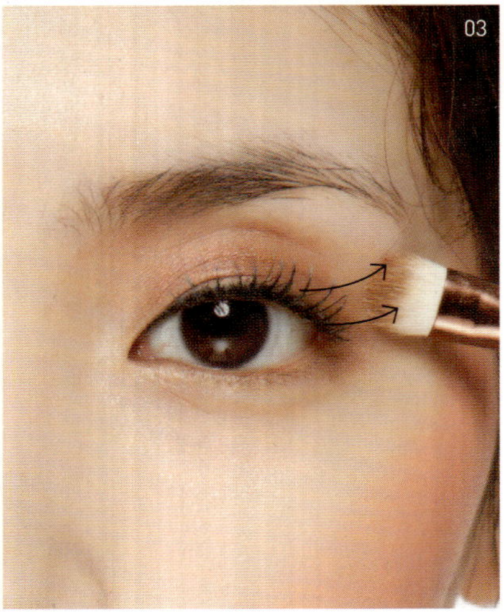

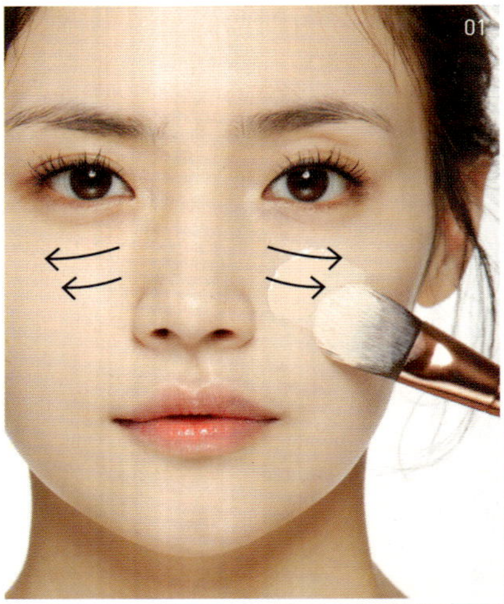

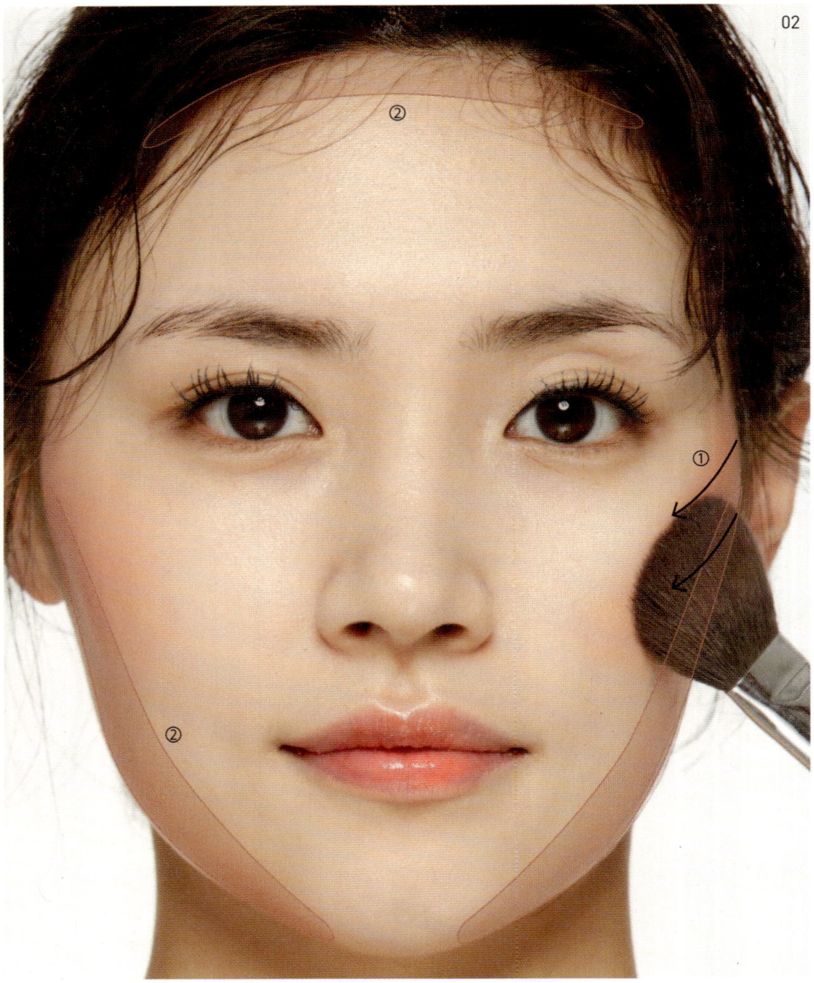

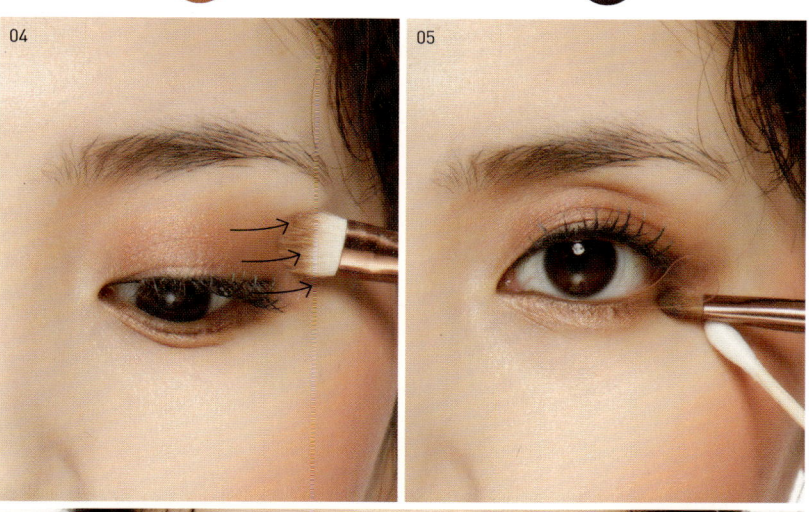

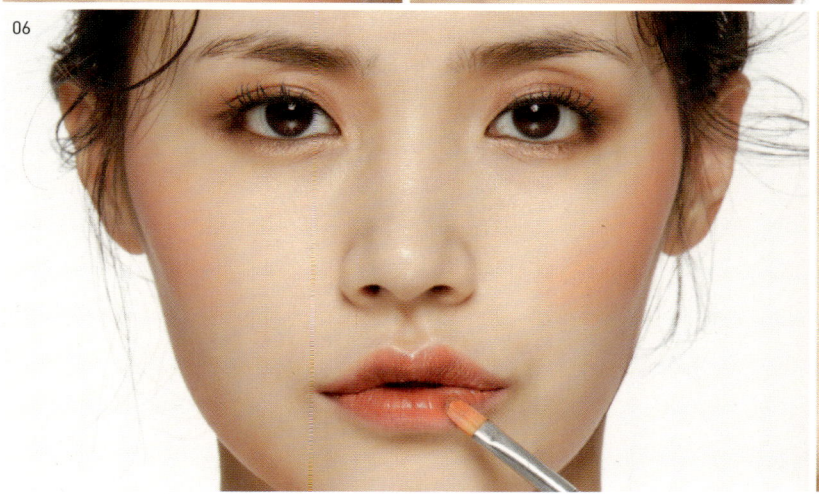

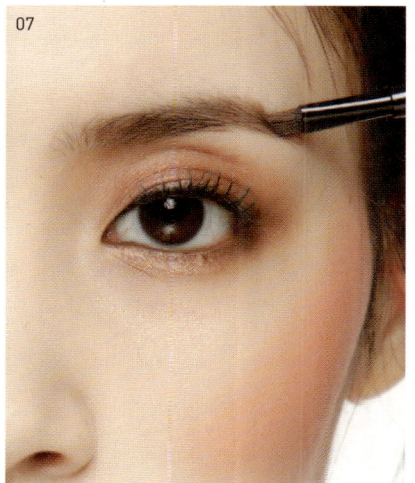

04 언더와 삼각 존, 눈두덩 끝을 모두 연결시켜 주고 끌을 여러 번 덧발라 주면 깊이 있는 탁 트인 눈매를 연출할 수 있다.

05 좀 더 깊이 있는 눈매를 연출하려면 포인트 섀도를 이용해 눈 끝과 삼각 존에 덧발라 준다.

06 톤 다운 된 오렌지색 립 제품을 발라 주면 건강해 보이는 느낌을 연출할 수 있다.

07 눈썹을 그려 완성시키면 어색하지 않은 나만의 브론징 메이크업을 완성할 수 있다.

Sweet & Lovely

Sweet & Lovely

어린 나이가 그대로 드러나는 모델이다. 어리고 풋풋한 소녀만의 아름다움을 잃지 않도록

너무 많은 음영을 넣는 것보다 최대한 이목구비가 그대로 드러나도록 했다.

밝고 연하고 채도가 너무 높지 않은 컬러들을 사용한다.

이 모델의 경우 브로우 타투가 있었는데 이럴 경우 타투를 살려 눈썹을 또렷하게 그려 메이크업할 수도 있고,

어둡고 붉은 컨실러로 타투의 푸른 기를 커버한 후 섀도만으로 눈썹 메이크업을 완성할 수도 있다.

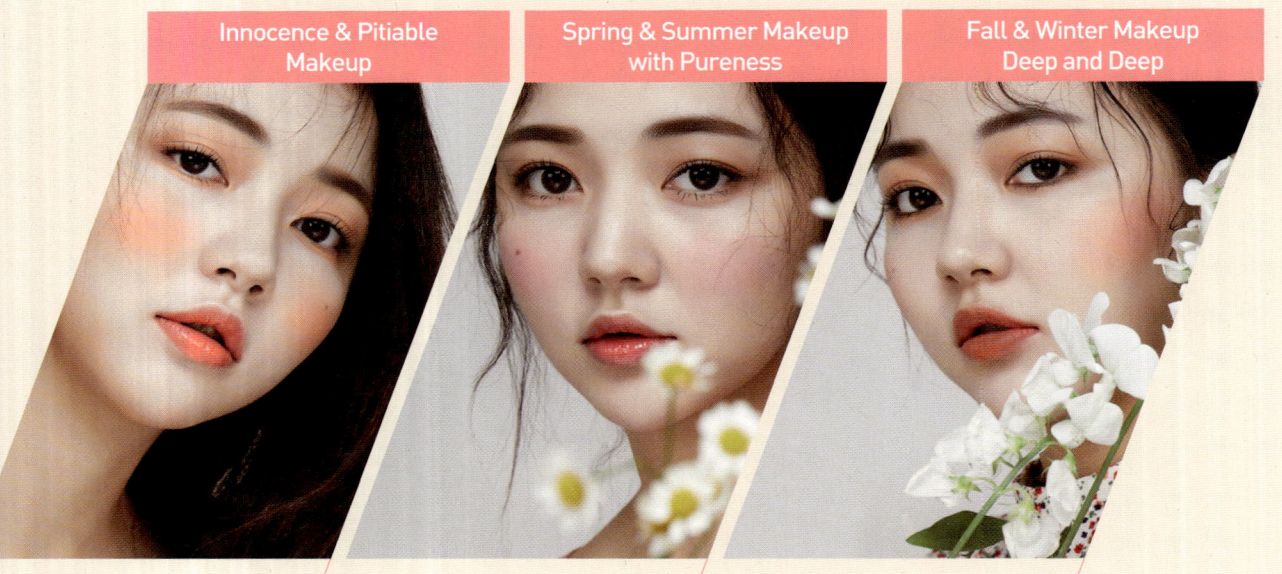

Innocence & Pitiable Makeup

Spring & Summer Makeup with Pureness

Fall & Winter Makeup Deep and Deep

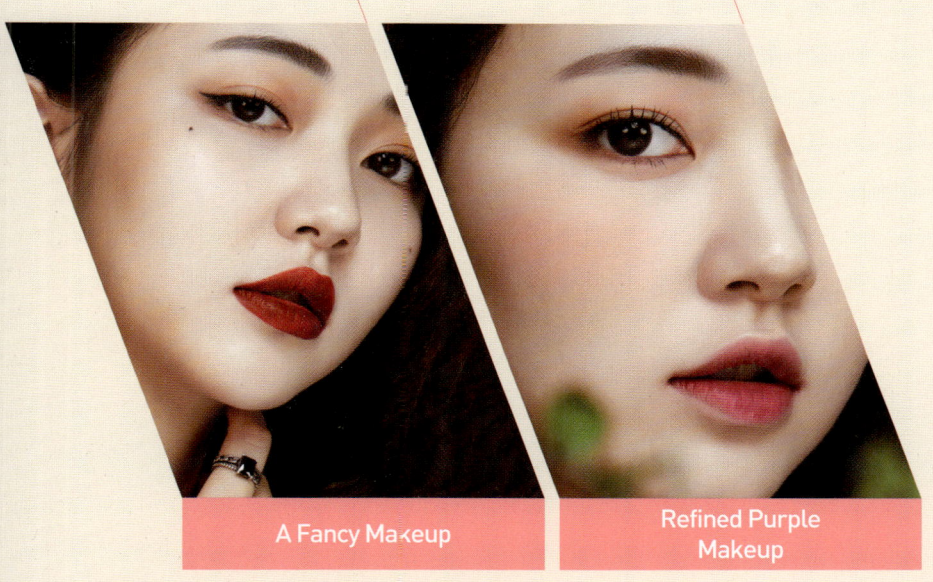

A Fancy Makeup

Refined Purple Makeup

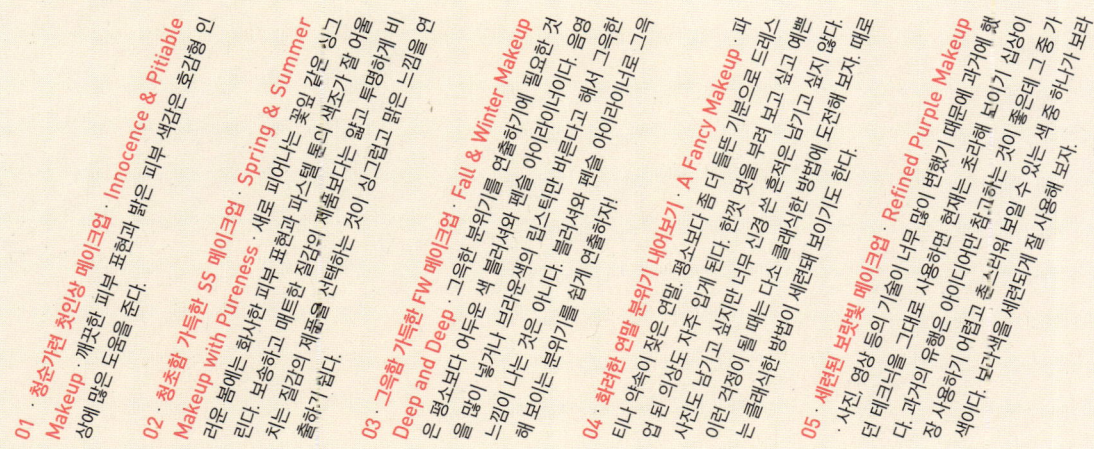

01 · 청순가련 첫인상 메이크업 · Innocence & Pitiable Makeup · 깨끗한 피부 표현과 밝은 피부 색감은 호감을 인상에 많은 도움을 준다.

02 · 청초함 가득한 SS 메이크업 · Makeup with Pureness · Spring & Summer 라운 봄에는 화사한 피부 표현과 꽃잎 같은 싱그 러운 봄메이크. 새로 피어나는 꽃잎 틀이 색조가 잘 어울 린다. 보송하고 매트한 질감이 제품보다는 맑고 투명하게 비 치는 질감의 제품을 선택하는 것이 싱그럽고 맑은 느낌을 연출하기 쉽다.

03 · 그윽함 가득한 FW 메이크업 · Fall & Winter Makeup Deep and Deep · 그윽한 분위기를 연출하기에 필요한 것 은 평소보다 어두운 색 블러셔와 펜슬 아이라이너이다. 음영 을 많이 넣거나 브라운셰이 립스틱만 바른다고 해서 그윽한 느낌이 나는 것은 아니다. 블러셔와 펜슬을 아이라이너로 그윽 해 보이는 분위기를 쉽게 연출하자!

04 · 화려한 염알 분위기 내어보기 · A Fancy Makeup · 파 티나 약속이 잦은 연말. 평소보다 좀 더 분위기를 내고 싶다면 사진도 많이 남기고 싶지만 너무 신경 쓴 듯하고 싶고 예쁜 이런 걱정이 될 때는 다소 클래식한 방법이 세련돼 보이기도 한다. 한것 멋을 부려 보고 싶고 이런 걱정이 될 때는 다소 클래식한 방법이 세련돼 보이기도 한다.

05 · 세련된 보랏빛 메이크업 · Refined Purple Makeup 던 테크닉을 그대로 기술이 너무 많이 변했기 때문에 과거에 했 다. 과거의 유행은 아이디어만 참고하는 조리해 보이기 쉬이다. 보랏색을 세련되게 잘 사용해 보자. 장 사용하기 어렵고 촌스러워 보일 수 있는 색 중 하나가 보라 색이다. 영상 톤이 가을이 너무 많이 번했기 때문에 과거에 했

청순가련 첫인상

메이크업

Innocence & Pitiable
Makeup

사람과의 관계에 있어서 가장 중요한 것은 당연히 성품이지만, 이미지를 좌우하는 것은 표정, 어휘, 목소리 등이다. 그 중에서도 가장 쉽게 이미지를 연출할 수 있는 것이 메이크업이다. 특히 깨끗한 피부 표현과 밝은 피부 색감은 호감형 인상에 많은 도움을 준다.

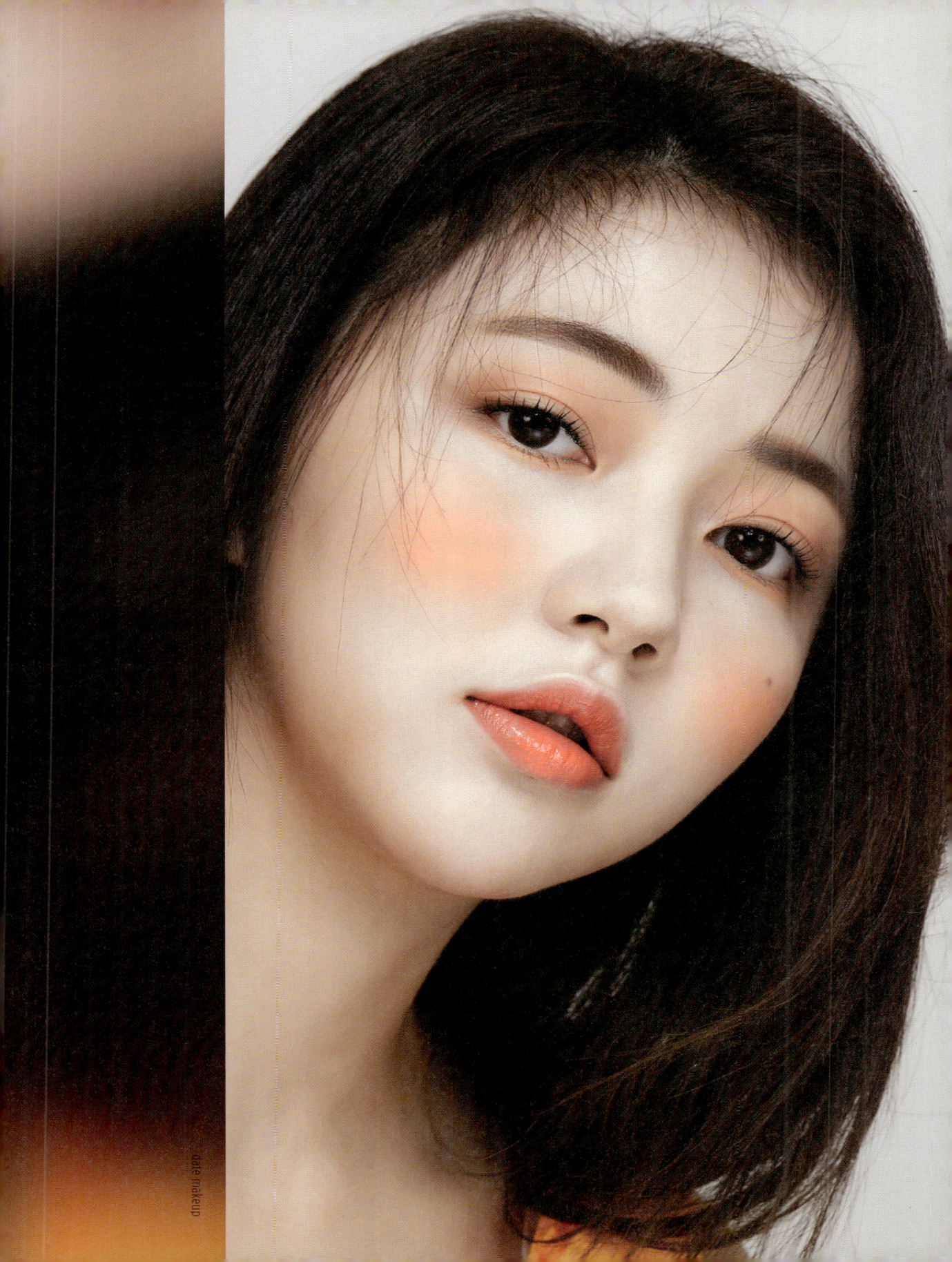

01 깨끗한 피부 표현을 위해 커버력이 높은 스틱 파운데이션을 사용하여 한 겹 바르고 스펀지를 이용해 두드린다.

참고 스틱 파운데이션은 커버력이 높아 인형 같은 피부 표현이 가능한데 얼굴 외곽까지 같은 색조를 사용하면 얼굴이 커 보일 수 있으므로 외곽에는 어두운 타입을 사용하는 것이 좋다.

02 자연스러운 색감 표현을 위해 스틱 타입의 블러셔를 사용하여 한 겹 바르고 스펀지나 손가락으로 두드린다. 스틱 타입의 블러셔는 자연스럽고 효과도 오래 지속된다.

03 자연스럽게 물드는 틴트를 이용해 생기발랄한 입술을 연출한다.

04 가루 타입 블러셔를 한 번 더 발라 블러셔의 고정력을 높여 준다.

청순가련 메이크업을 위한 포인트

- 스틱 파운데이션을 이용한 깨끗한 피부 표현
- 얇은 아이라인과 자연스러운 속눈썹으로 청초함 강조
- 자연스럽게 물든 듯한 본연의 입술 색 같은 립 표현
- 가볍고 탁하지 않은 컬러감

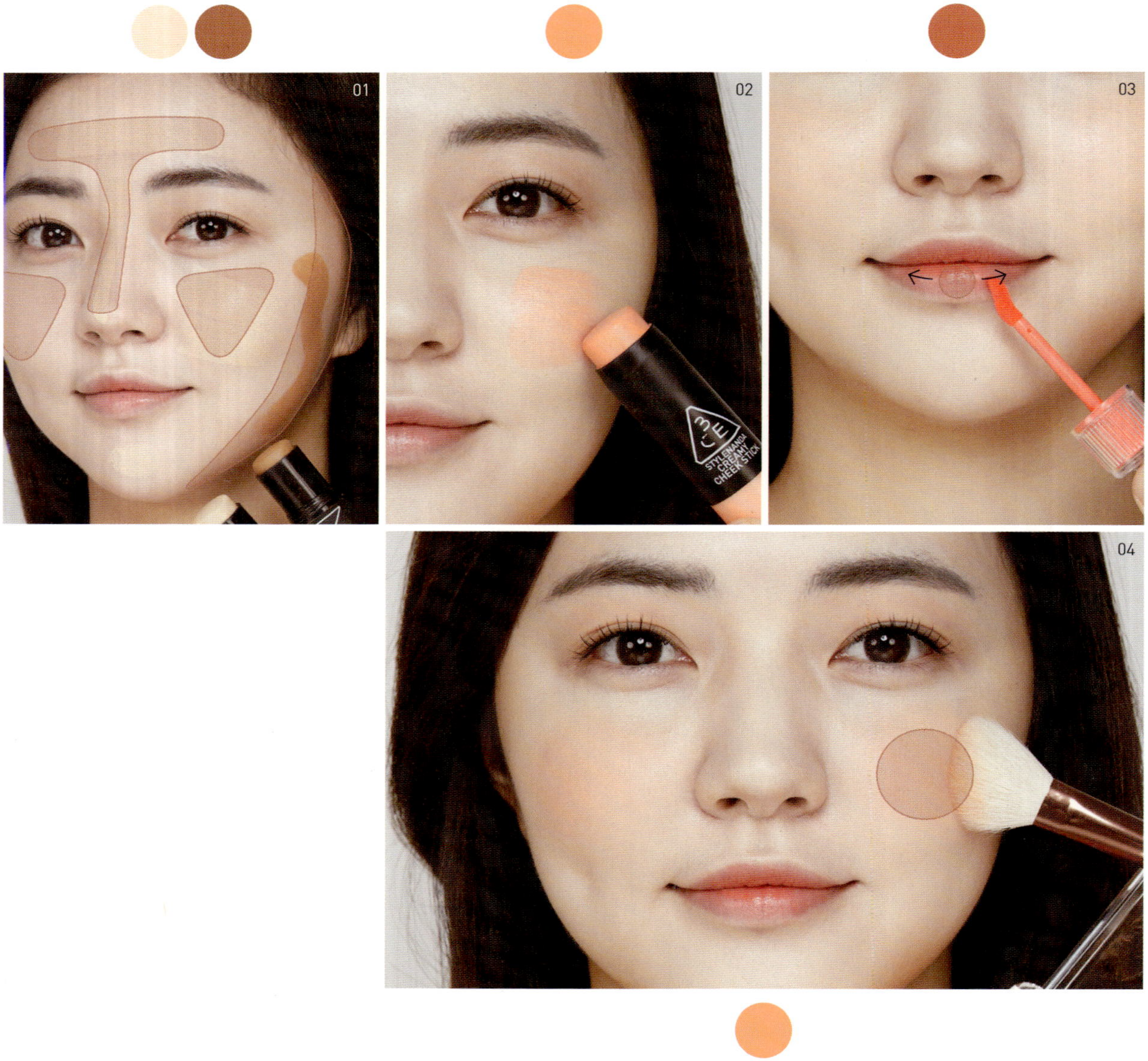

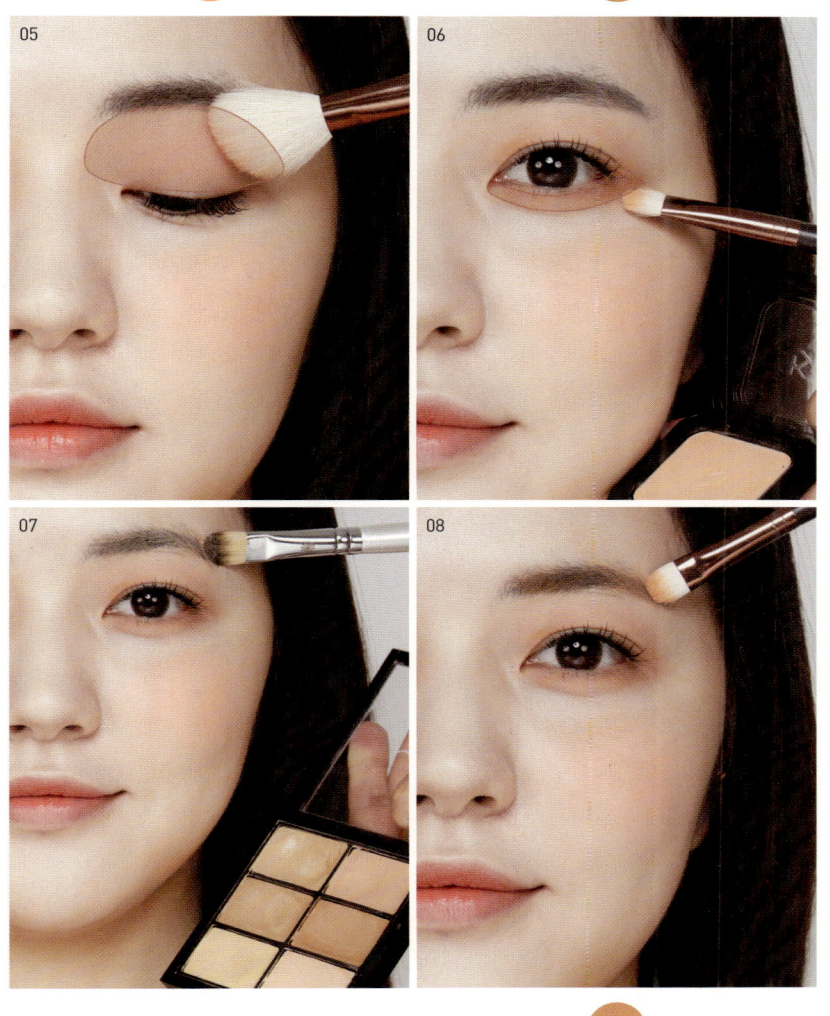

05 브러시에 남은 양으로 눈두덩도 한번 쓸어주어 자연스럽게 비슷한 톤의 섀도 베이스를 연출한다.

06 베이지색 섀도로 눈이 길고 커 보이도록 삼각 존을 포함한 눈꼬리 뒤로 음영을 자연스럽게 확장시키며 넣는다. 어둡지 않은 베이지색을 사용해야 부담스럽지 않게 음영 효과를 볼 수 있다.

07 눈썹 문신이 진하게 있다면 붉고 어두운 컨실러를 이용해서 눈썹을 연하게 커버하자. 파랗고 진한 눈썹은 고집이 세고 투박한, 촌스러운 이미지로 보이게 할 수 있다.

08 컨실러를 덮은 다음 06에서 사용했던 섀도로 자연스럽게 칠해 준다.
참고 때에 따라 본인의 성향에 맞는 아이라인, 속눈썹 연출을 하련 본인의 개성을 살릴 수 있다.

02

청초함 가득한 SS 메이크업

Spring & Summer Makeup
with Pureness

새로 피어나는 꽃잎 같은 싱그러운 봄에는 화사한 피부 표현과 파스텔 톤의 색조가 잘 어울린다. 보송하고 매트한 질감의 제품보다는 얇고 투명하게 비치는 질감의 제품을 선택하는 것이 싱그럽고 맑은 느낌을 연출하기 쉽다.

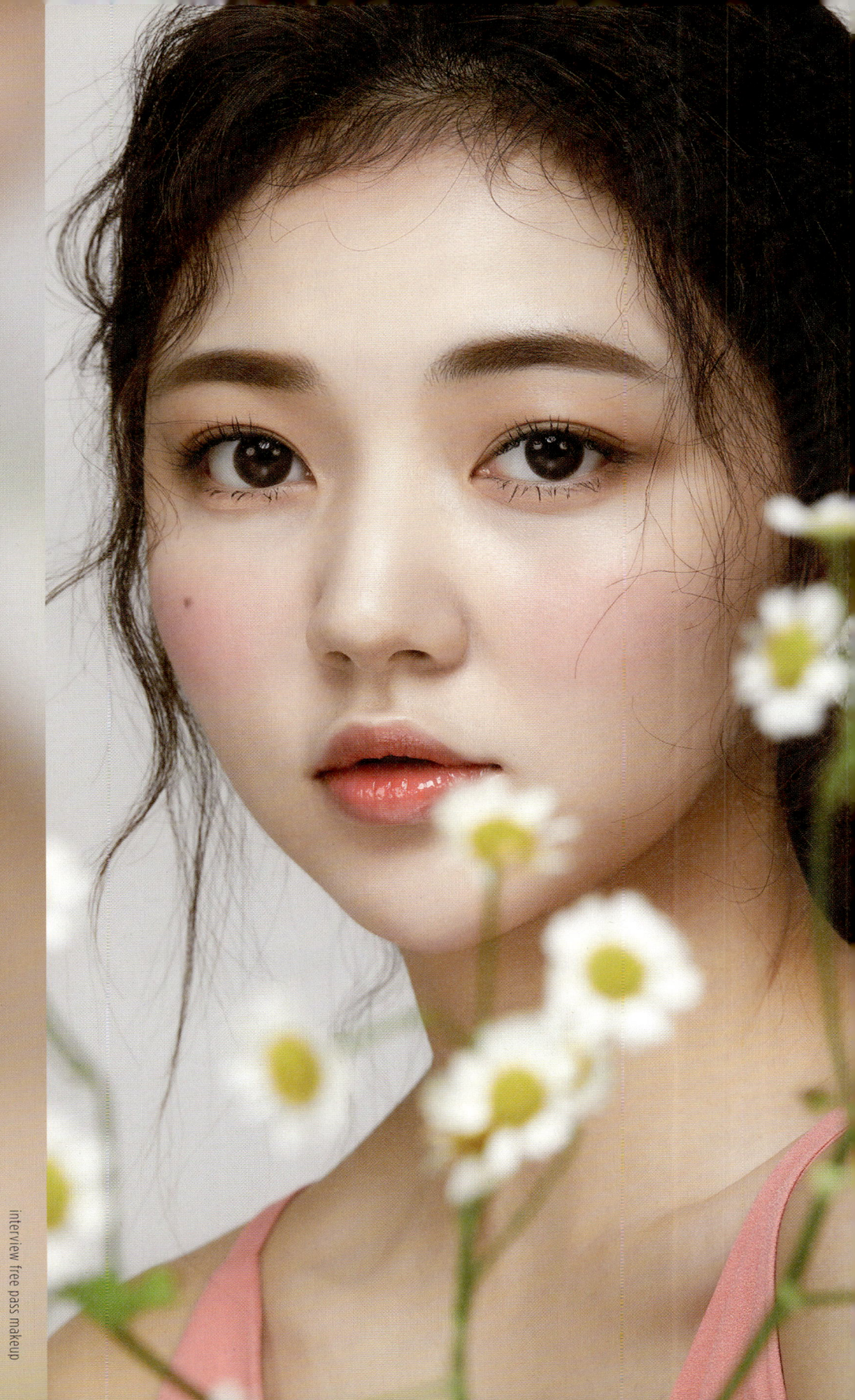

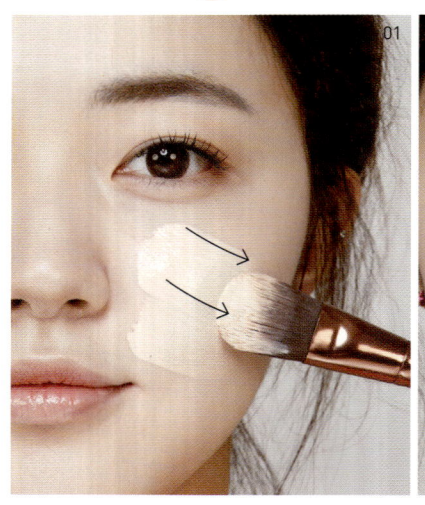
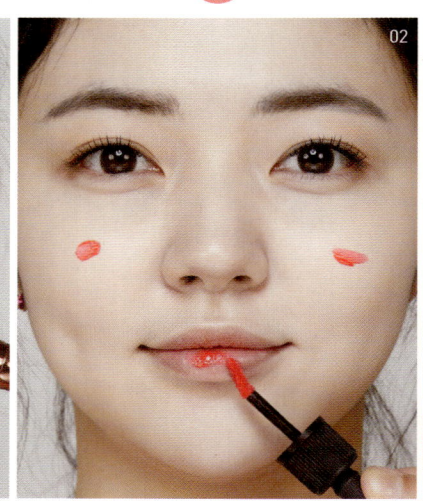
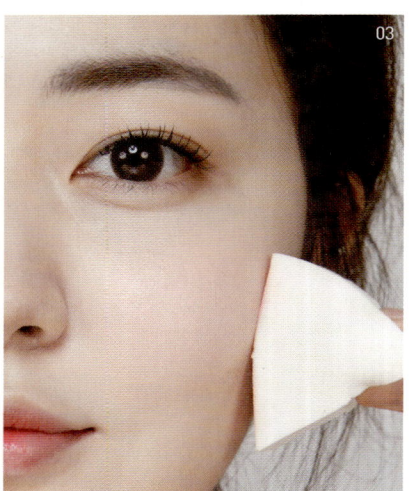

01 본인 피부보다 한 톤 밝은 리퀴드 파운데이션으로 피부색을 화사하게 정돈한다.

02 자연스럽게 발그레한 느낌을 연출하기 위해 밝은 색조의 핑크 틴트로 입술 안쪽과 볼에 바른 뒤 빠르게 두드린다. 틴트는 그대로 두면 착색되기 때문에 빠르게 발라 주는 것이 관건이다.

03 착색이 되지 않도록 빠르게 두드린 피부 결을 스펀지로 정돈한다.

청초한 SS 메이크업을 위한 포인트

· 밝고 화사한 피부 표현
· 청초한 이미지 연출-점막을 비운 채로 속눈썹을 붙이면 속눈썹이 더욱 잘 보여 청초한 이미지가 증가한다.
· 밝은 핑크 컬러의 음영으로 화사함을 연출한다.

04 밝은 핑크 색감의 가루 타입 블러셔로 볼에 얇게 여러 번 발라서 자연스럽
게 연출한다.

참고 보랏빛이 살짝 감도는 색을 사용하면 좀 더 화사해 보일 수 있지만 잘못 사용하면 촌스러
워 보일 수 있으므로 조금씩 얹어 가며 사용한다.

05 블러셔를 하고 남은 양으로 헤어라인, 턱 라인을 감싸 주면 전체적으로 생기
가 흐른다.

06 따듯한 브라운색으로 눈두덩에 음영을 넣어 준다. 눈꼬리를 빼듯 뒤로 바르
면 눈이 길어 보이고, 코가 낮은 사람이라면 코까지 연결해 발라 주어도 좋다.

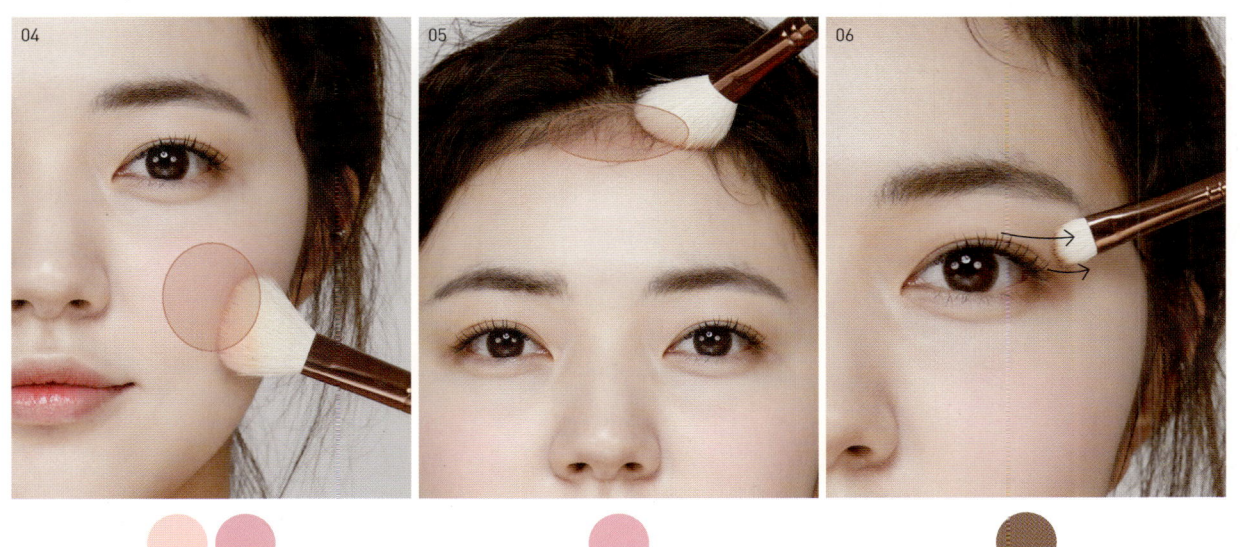

07 브리시에 남은 양으로 언더 삼각 존까지 연결해 자연스럽게 깊이 있는 눈매를 만들어 준다.

08 아이라인을 그려 준다. 자연스러운 라인을 그리려면 펜슬 타입 아이라이너가 적당하며 눈꼬리를 위로 올리거나 내리지 말고 눈꼬리가 끝나는 모양대로 2mm 정도 길게 빼 준다.

09 아이라이너보다 조금 연한 브라운색의 섀도로 라인을 뭉개 주듯 바른다. 라인이 명확하게 그려져 있는 것보다 자연스러워 보인다.

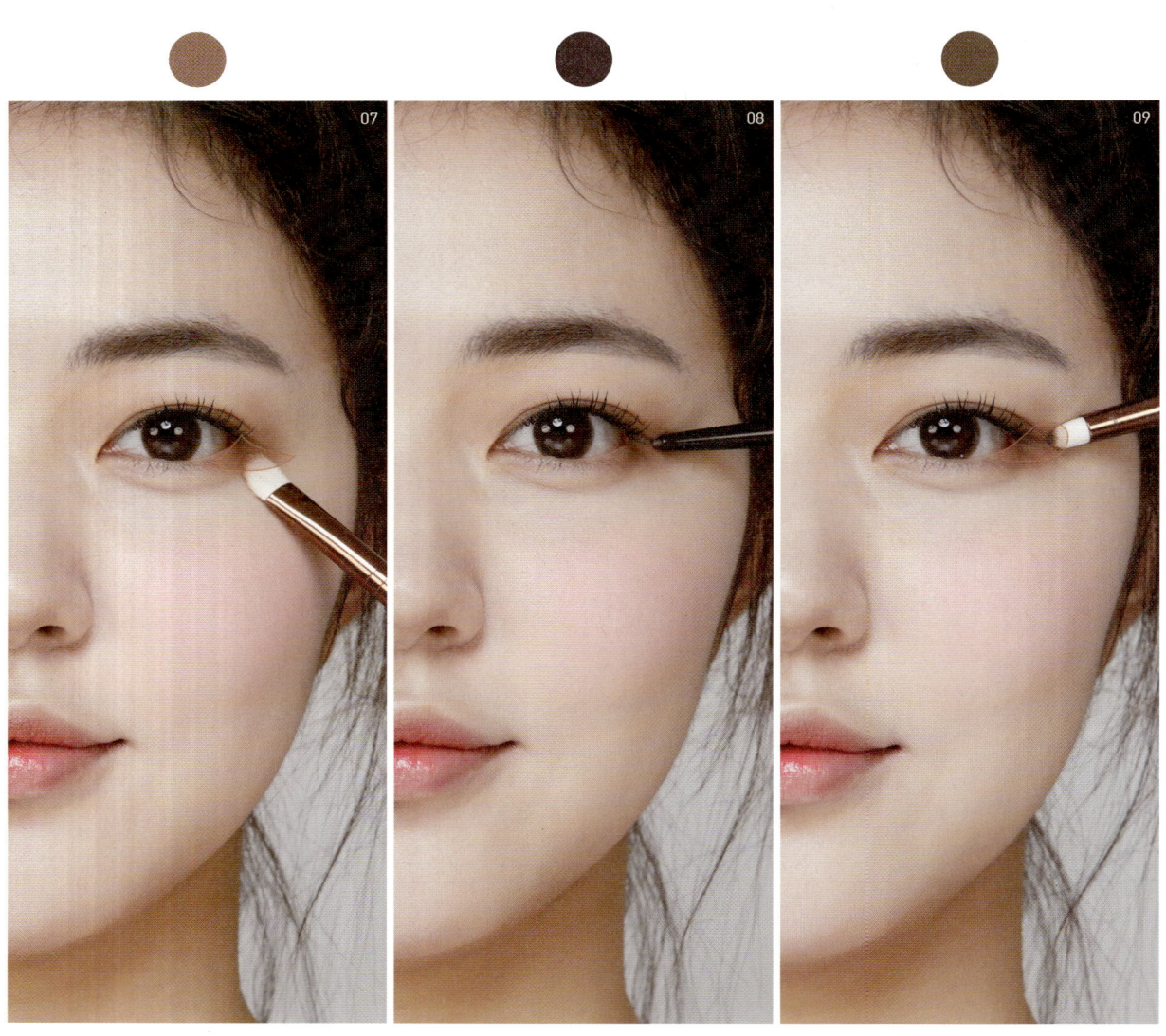

10 브라운 컬러의 브로우 마스카라로 눈썹을 자연스럽게 빗어 준다.

11 언더 속눈썹은 한 올씩 띄엄띄엄 발라 자연스러운 속눈썹을 연출한다. 브라운색이 조금 더 자연스럽다.

12 속눈썹 위쪽까지 전체적으로 조화롭게 연결한다.

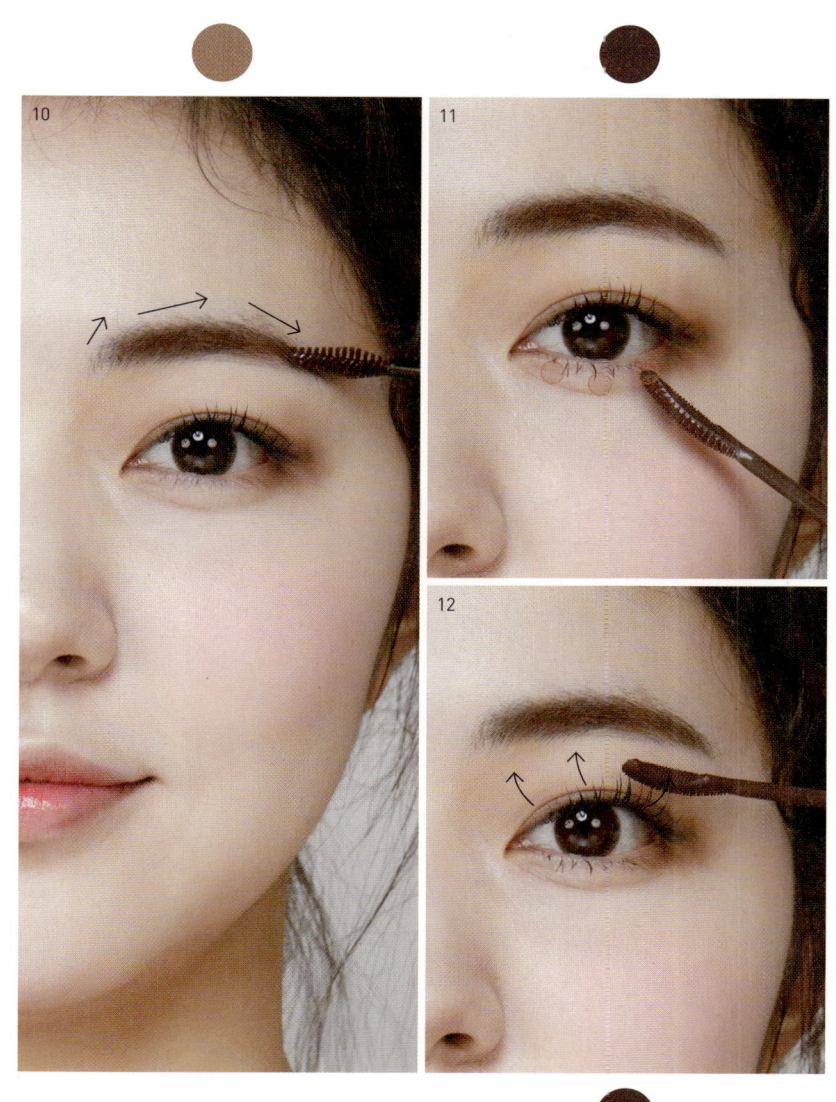

03

Fall & Winter Makeup
Deep and Deep

그윽함이 가득한 FW 메이크업

그윽한 분위기를 연출하려면 평소보다 어두운 색 블러셔와 펜슬 아이라이너가 필요하다. 음영을 많이 넣거나 브라운색의 립스틱만 바른다고 해서 그윽한 느낌이 나는 것은 아니다. 블러셔와 펜슬 아이라이너로 그윽해 보이는 분위기를 쉽게 연출하자!

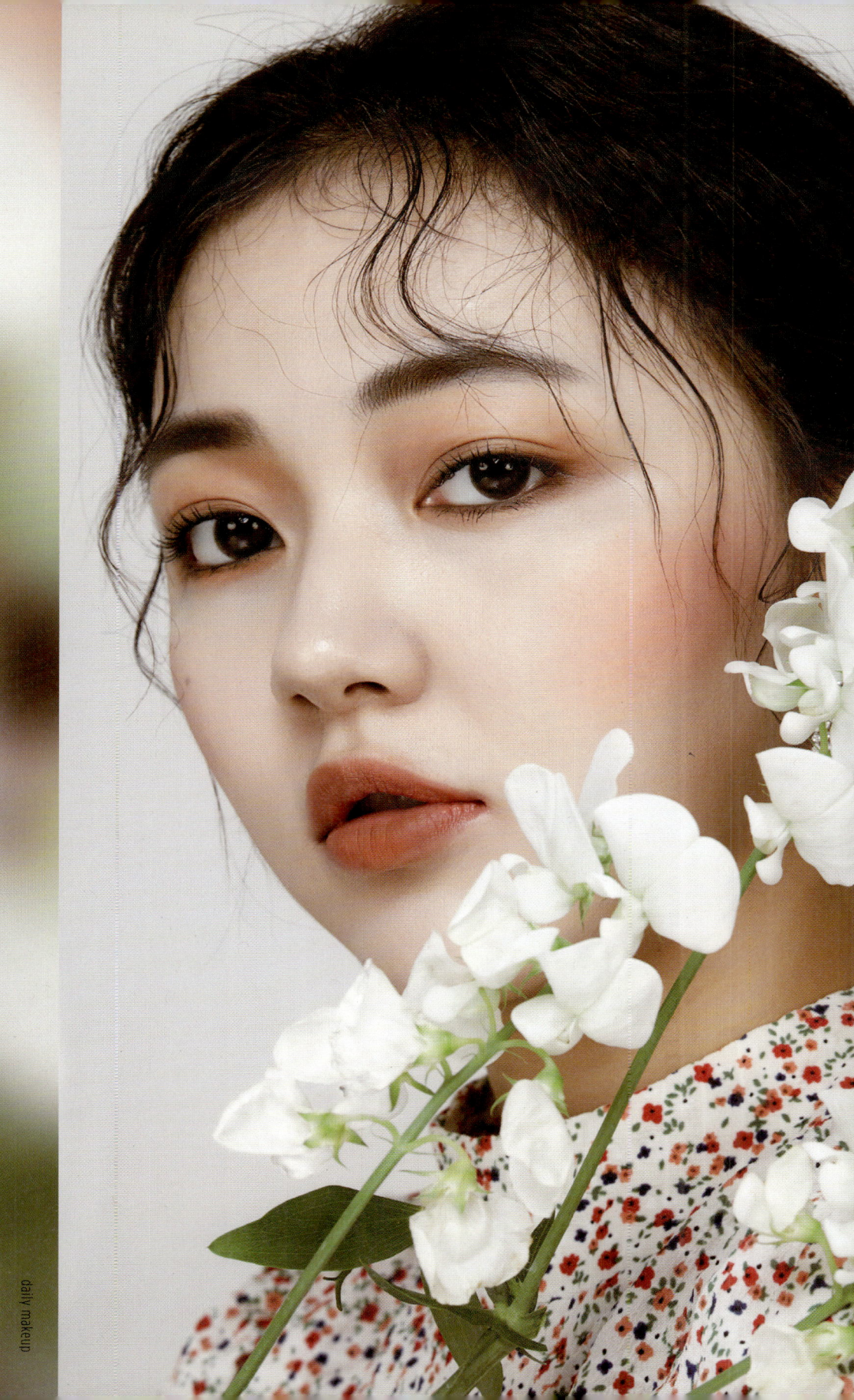

01 본인 피부색과 같은 리퀴드 파운데이션으로 피부 색을 정돈한다. 리퀴드 파운데이션은 파운데이션 브러시로 고르게 바른 다음 스펀지로 두드려 밀착력을 높인다.

02 가을 분위기에 맞춰 봄, 여름보다 조금 어두운 셰이딩으로 분위기를 내는 것도 좋다.

03 원색에 가깝고 탁한 느낌의 블러셔로 광대를 사선으로 감싸듯 바르면 성숙한 이미지를 연출할 수 있다.

참고 메이크업 제품은 눈으로 보는 것과 발색이 다른 경우가 많기 때문에 파운데이션을 바른 얼굴이나 파운데이션을 바른 손등에 테스트해 보는 것이 좋다. 발색이 좋을수록 뭉치기 쉬우니 살살 터치한다.

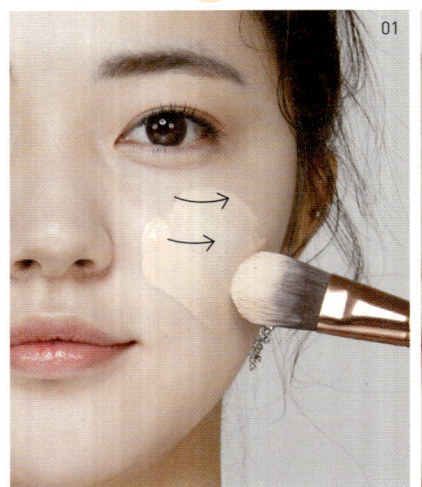
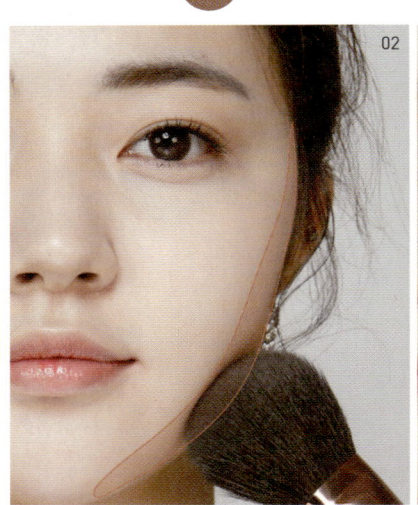
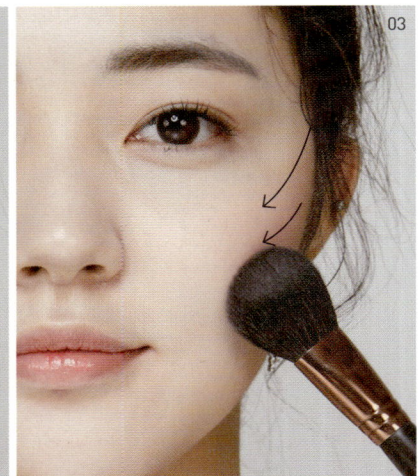

04 브라운 셰도로 눈두덩과 코에 음영을 넣어 준다. 코를 중점으로 넣으면 이국적인 이미지를 연출할 수 있다.

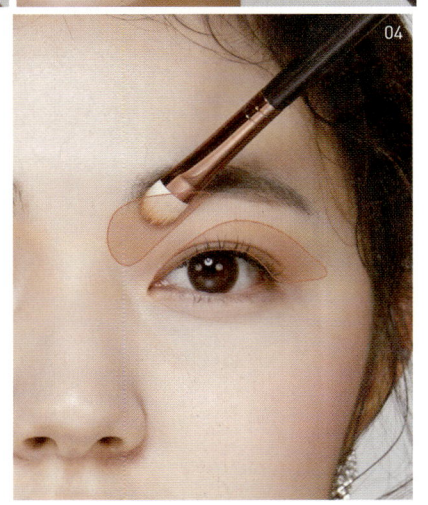

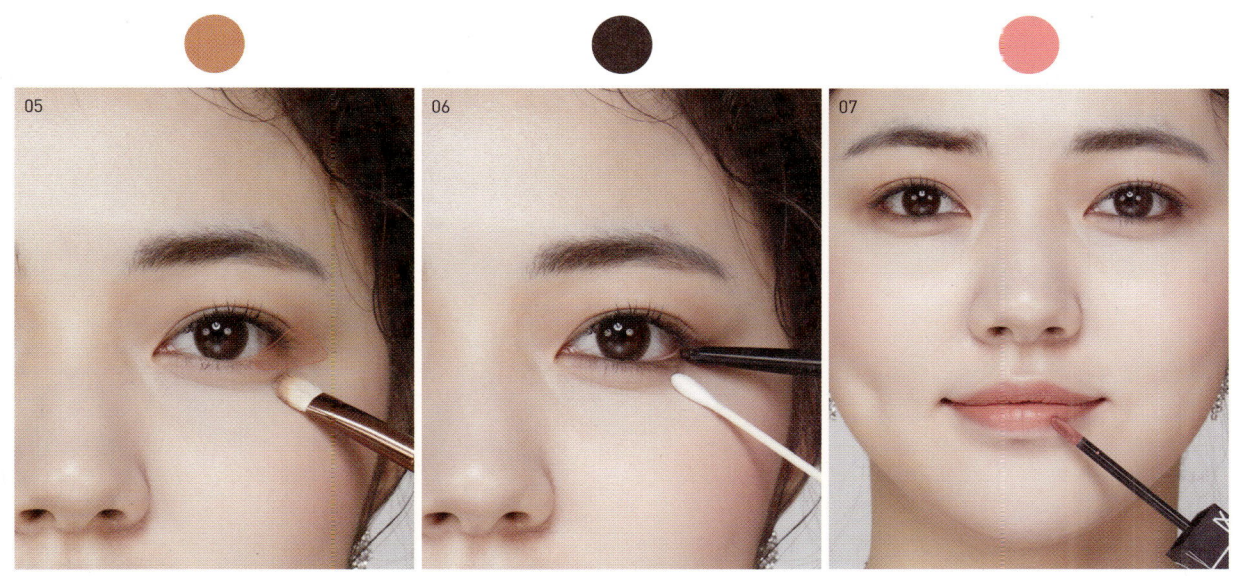

05 깊고, 길어 보이는 눈매를 위해 삼각 존도 연결해 준다. 눈꼬리가 올라가 보이고 싶다면 위로, 내려가 보이고 싶다면 아래로 터치해도 좋다.

06 펜슬 타입의 브라운 아이라이너로 위, 아래 점막을 채워 눈을 깊어 보이게 만들어 준다. 좀 더 깊어 보이는 눈매를 연출하고 싶다면 펜슬과 비슷한 색으로 그러데이션을 넣어 준다. 눈꼬리에 본인의 눈매에 맞는 아이라인을 그려도 좋다.

07 자연스러운 브라운색 제품으로 입술을 바른다.

04

화려한 연말 분위기 내어 보기

A Fancy
Makeup

파티나 약속이 잦은 연말. 평소보다 좀 더 들뜬 기분으로 드레스 업 된 의상도 자주 입게 된다. 진하게도 부려 보고 싶고 예쁜 사진도 남기고 싶지만 너무 신경 쓴 흔적은 남기고 싶지 않다. 이런 걱정이 들 때는 다소 클래식 한 방법에 도전해 보자. 때로는 클래식한 방법이 세련되어 보이기도 한다.

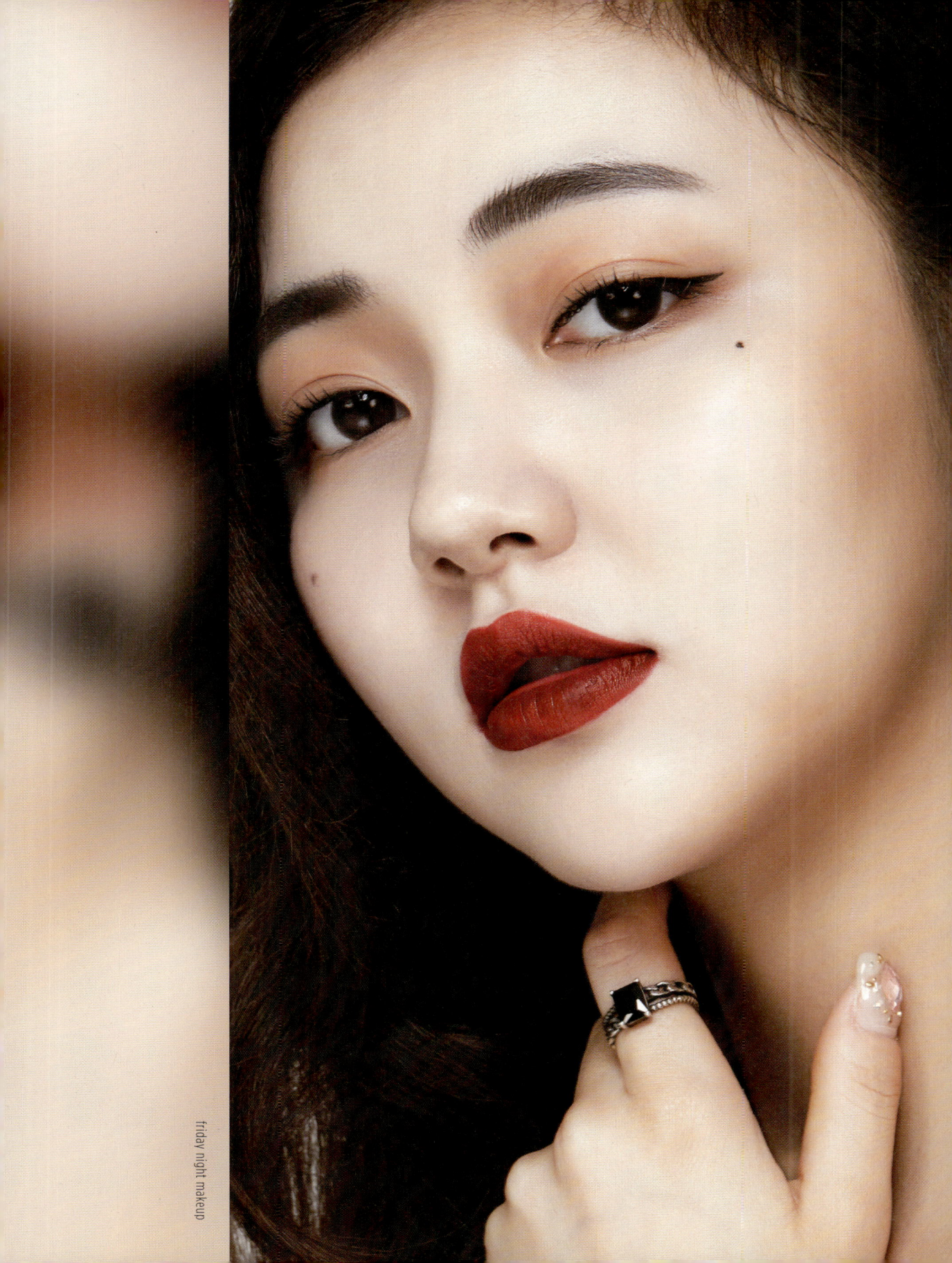

01 어떤 조명 아래서도 또렷해 보일 수 있도록 스틱 파운데이션을 이용해서 하이라이터와 세이딩 윤곽을 명확히 넣어 준다.

참고 스틱 파운데이션은 커버력이 좋기 때문에 드라마틱한 인형 같은 피부 표현이 가능하고 그만큼 오래 유지된다.

02 이목구비 중 이미지에 가장 많은 영향을 미치는 것은 눈썹과 코다. 코의 형태를 바꾸는 것은 인위적일 수 있으나 눈썹은 비교적 자연스럽게 원하는 방향으로 바꿀 수 있다. 또렷한 눈썹 연출을 위해 전체적으로 베이지색 섀도를 부드럽게 바르고 눈썹이 없는 부위에만 카키색을 칠해 눈썹이 고르게 보이도록 한다.

연말 분위기 내는 메이크업을 위한 포인트
- 윤곽이 명확한 컨투어링 베이스
- 또렷하고 짙은 아이라인과 눈썹 표현
- 발색이 명확한 립 표현

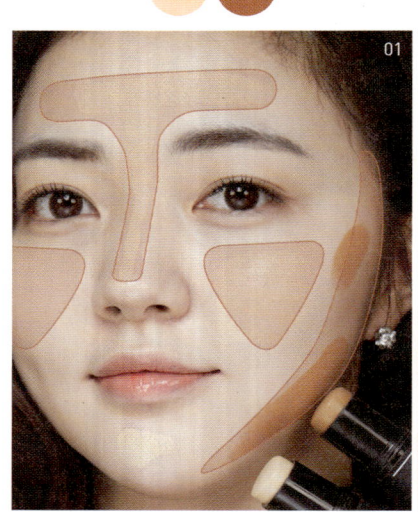

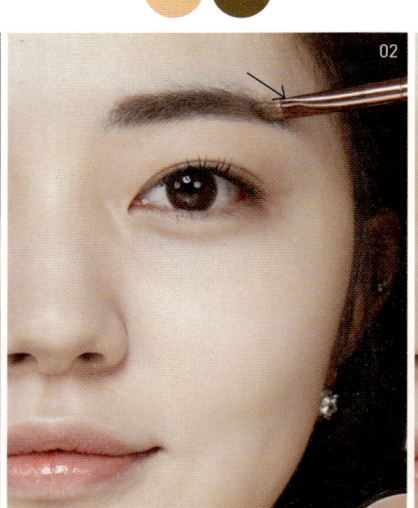

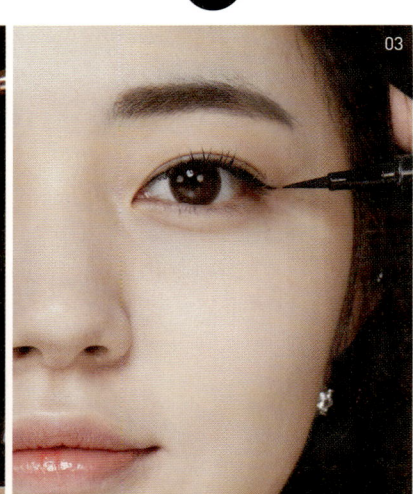

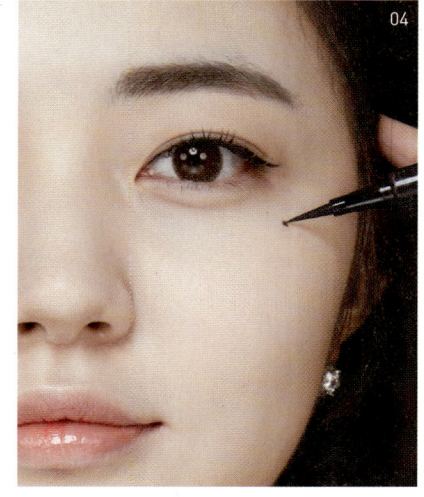

03 붓 타입 리퀴드 아이라이너로 또렷한 아이라인을 그린다. 원하는 이미지에 따라 눈꼬리를 위, 아래로 방향을 잡는다. 깔끔한 라인을 그릴 때는 자연스럽게 뒤로 뻗으면서 위로 올려 주는 것이 좋다.

04 얼굴에 점이 있다면 포인트 점으로 살려도 좋다.

05 립스틱을 바르기 전에 립 라이너를 이용해서 입술 라인을 정돈한다. 본인의 바깥 입술 색과 비슷한 컬러의 립 라이너를 사용하면 자연스럽게 입술의 영역을 확장시킬 수 있다.

참고 입술 색과 다른 립스틱을 바를 예정일 경우, 립스틱과 비슷한 색의 립 라이너를 사용할 수도 있지만, 갑자기 색이 어두워지고 수정이 용이하지 않아 다소 어려울 수 있으니 입술과 비슷한 립 라이너를 추천한다.

06 립 컬러를 바를 때는 입술 안쪽을 어둡게 바르고 그러데이션하면서 바깥쪽으로 바르면 자연스러운 입술을 연출할 수 있고, 입술 바깥쪽을 어둡게 그리고 안쪽을 밝게 바르면 상대적으로 안쪽이 팽창되어 보이므로 도톰한 입술을 연출할 수 있다.

07 블랙 마스카라로 속눈썹을 정돈한다.

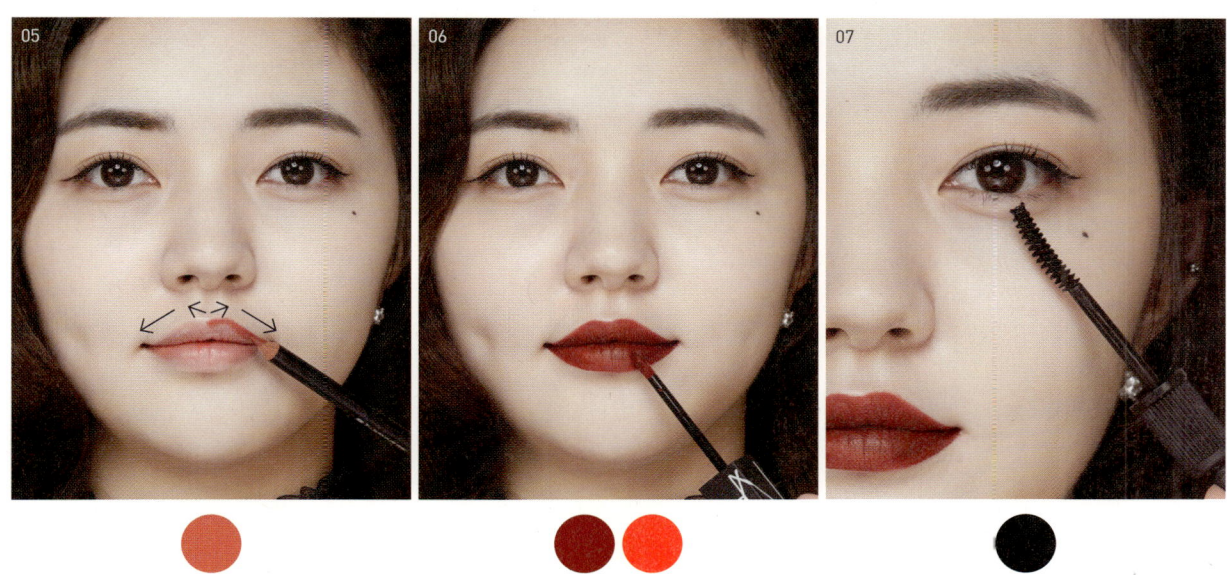

05

Refined Purple Makeup

세련된 보랏빛 메이크업

어느 분야든 유행은 돌고 돈다. 그중에서 뷰티 시장의 유행은 더 빠르게 돌아온다. 유행에 상관없는 패션을 지향하면 스타일로 인정하면 그만이지만, 얼굴은 스타일로 인정한다 하더라도 못생겨 보이는 건 아무도 원하지 않는다. 사진, 영상 등의 기술이 너무 많이 변했기 때문에 과거에 했던 테크닉을 그대로 사용하면 현재는 초라해 보이기 십상이다. 과거의 유행은 아이디어만 참고하는 것이 좋은데 그 중 가장 사용하기 어렵고 촌스러워 보일 수 있는 색 중 하나가 보라색이다. 보라색을 세련되게 잘 사용해 보자.

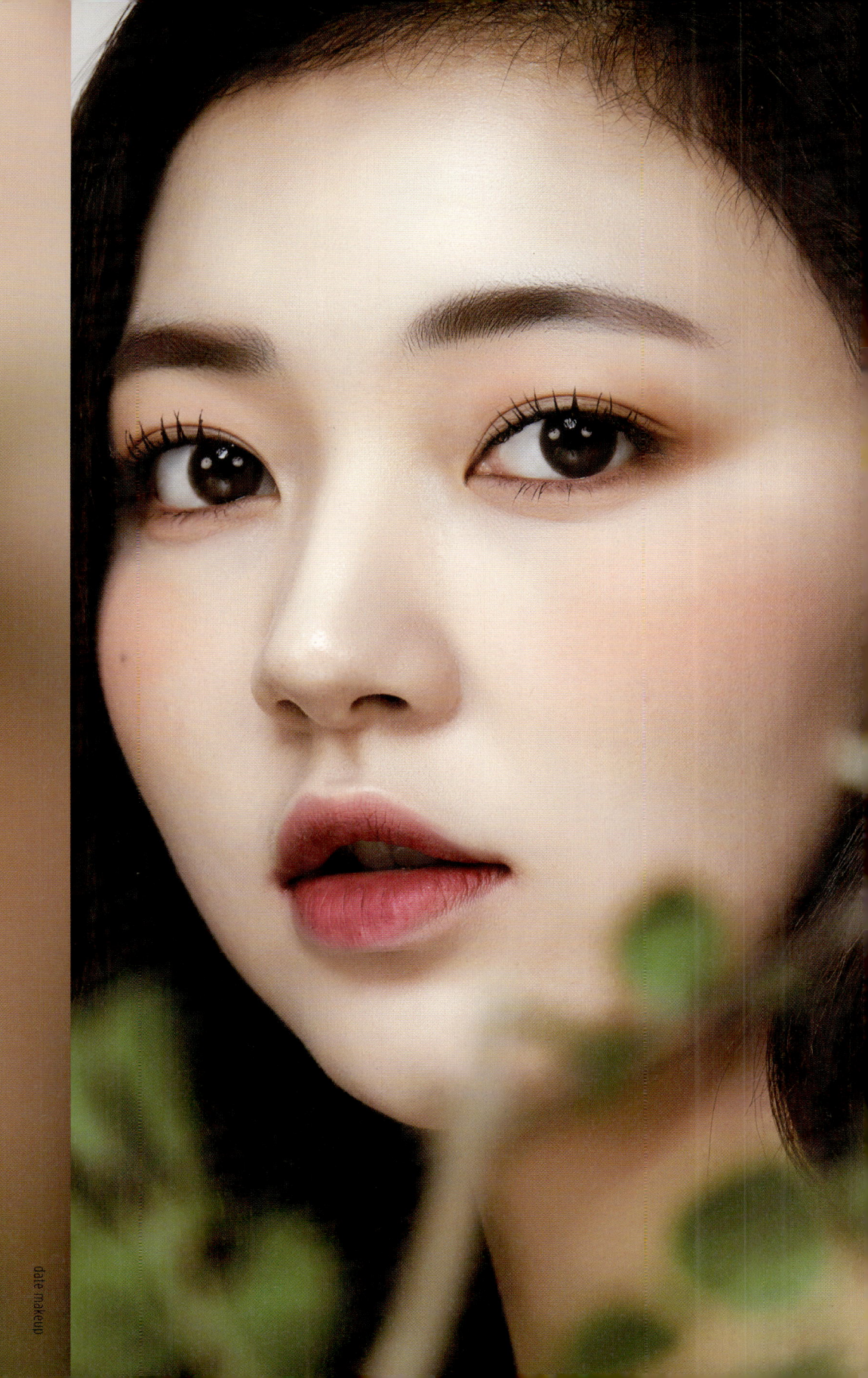

01 평소에 쿠션 타입을 많이 사용하는 사람이라면 리퀴드 타입의 컨실러를 함께 사용해 보자. 바르는 방법이 간단하고 유지력이 약한 쿠션 타입 제품의 단점을 보완해 줄 것이다. 컨실러를 티존, 애플 존, 턱끝에 찍고 쿠션 퍼프로 쿠션을 묻혀 두드리면 자연스럽게 발린다.

02 립 컬러를 좀 더 명확하게 바르고 싶다면 입술 라인에도 컨실러를 바르는 것이 좋다. 입술 라인이 또렷하지 않은 사람은 스펀지에 남아 있는 컨실러의 여분 양만으로도 충분히 가능하다.

보랏빛 메이크업을 위한 포인트

보라색은 핑크에 가까운 보라, 네이비에 가까운 보라가 있는데 핑크에 가까운 보라색은 촌스러워 보일 수 있고 네이비에 가까운 보라색은 세 보이는 인상이 될 수 있다. 본인의 피부에 테스트해 보고 어울리는 톤이 무엇인지 찾는 게 중요하다.

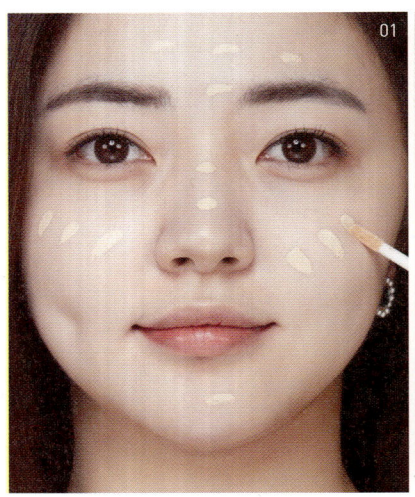
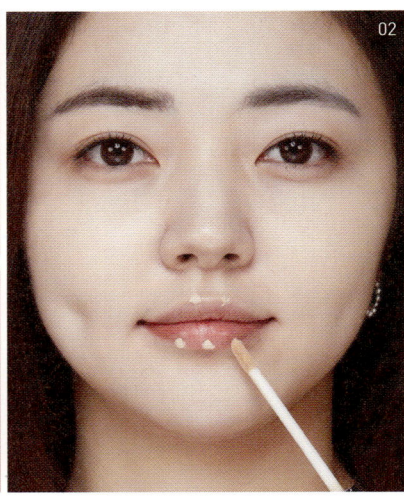
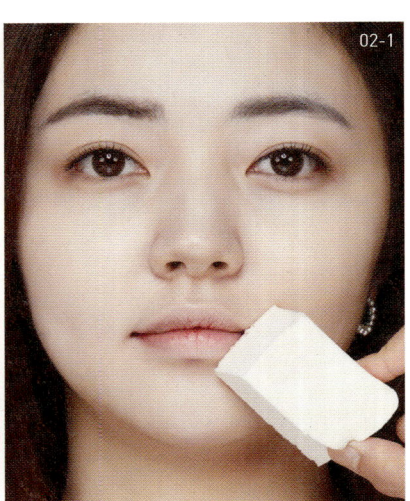

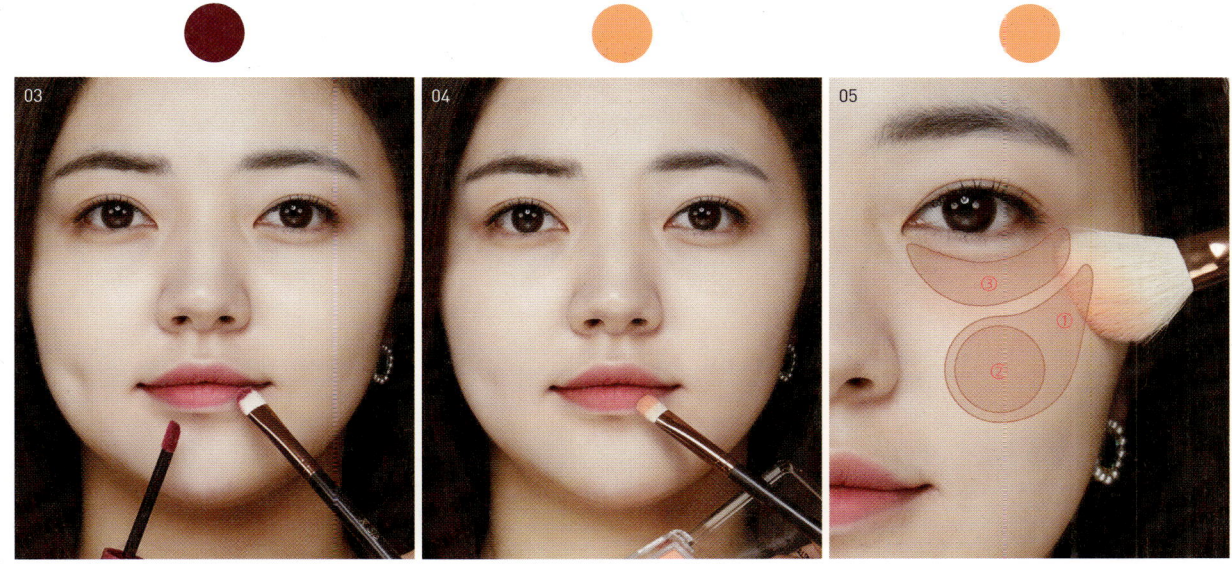

03 파스텔 톤의 보라색보다는 포도를 머금은 듯한 채도 낮은 보라색을 선택해서 입술 안쪽을 얇게 여러 번, 자연스럽게 덧바른다.
참고 립에 내장된 어플리케이터도 좋지만 섀도 브러시를 사용하던 좀 더 자연스러운 발색이 가능하다.

04 블러셔로 입술 외곽을 뭉개듯 블렌딩해 주면 좀 더 자연스럽다.

05 블러셔를 어느 한 곳에 포인트 있게 바르는 것이 부담스럽다면 전체적으로 얇게 바르는 것도 좋다.
참고 블러셔는 ①광대를 감싸는 느낌으로 바르면 섹시하고 건강해 보이며, ②볼 중앙을 중심으로 바르면 귀여운 느낌, ③눈 밑부터 바르면 이색적인 느낌이 난다.

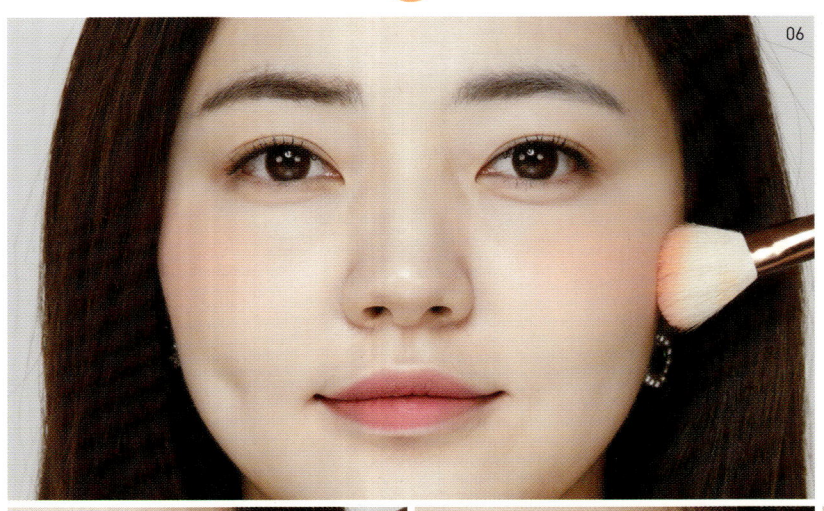

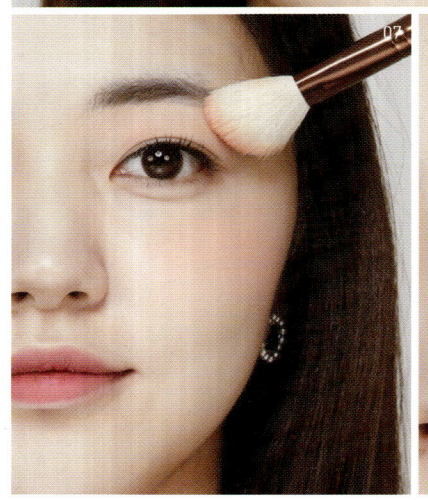
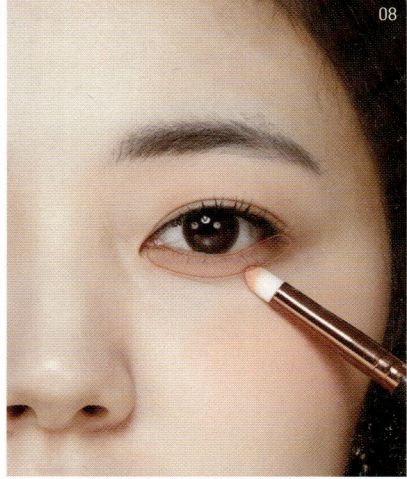
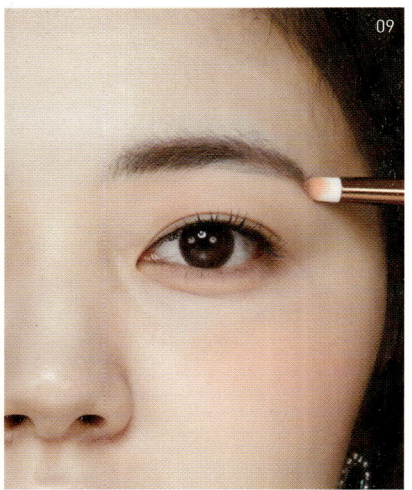

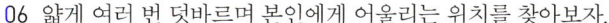

06 얇게 여러 번 덧바르며 본인에게 어울리는 위치를 찾아보자.

07 눈두덩에 살짝 발라 음영을 넣어도 생기 있어 보인다.

08 언더 애교 살 부위에도 같은 색으로 생기를 넣어 준다. 언더 애교 살 부위
　에 핑크, 피치색 섀도를 살짝 발라 주면 애교 살이 부각되며 생기 있어 보
　인다.

09 같은 색으로 눈썹까지 연결한다.

10 채도 낮은 탁한 보랏빛의 립 펜슬을 이용해 언더에 연하게 바르고 면봉으로
   뭉개어 준다. 붉은 빛이 너무 진하면 충혈된 느낌이 날 수 있으니 아주 살짝
   바르는 것이 중요하다.

11 라인을 강조하지 않으니 섬유질이 내장되어 있는 마스카라로 속눈썹을 강조
   하는 것도 포인트가 될 수 있다. 브라운색의 마스카라가 좀 더 자연스럽다.

12 인형 같은 속눈썹을 연출하고 싶다면 열을 이용하여 컬을 넣는 것이 좋다.
   쇠를 이용하면 너무 뜨거워서 속눈썹이 탈 수도 있으니 나무를 살짝 달궈
   사용한다. 뷰러를 따뜻하게 해서 사용하는 것도 방법이긴 하나 효과가 뛰어
   나지는 않다.
   참고 마스카라를 할 때 뷰러에만 의존하면 속눈썹이 쉽게 처질 수 있다.

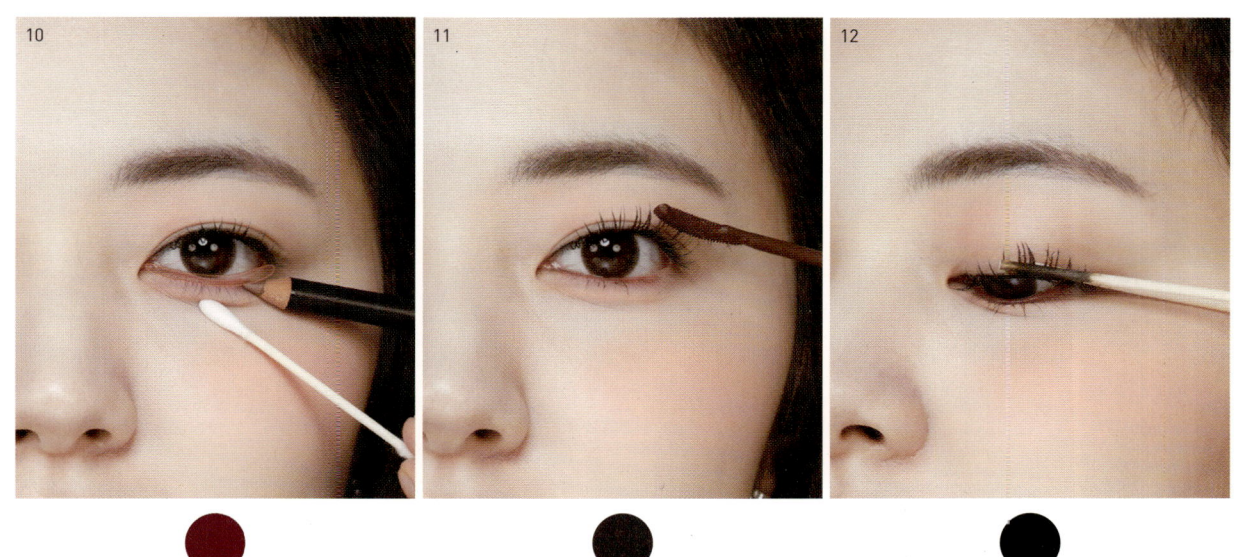

Feminine & Delicate

Feminine & Delicate

밝고 투명한 피부 톤과 밝은 갈색 눈동자가 매력적이라

그것을 강조하기 위해 피부 결과 눈썹 결을 최대한 강조했다.

음영이 많이 들어가면 쉽게 시크해질 수 있는 얼굴이라

그때그때 상황과 목적에 맞는 메이크업을 연출해야 한다.

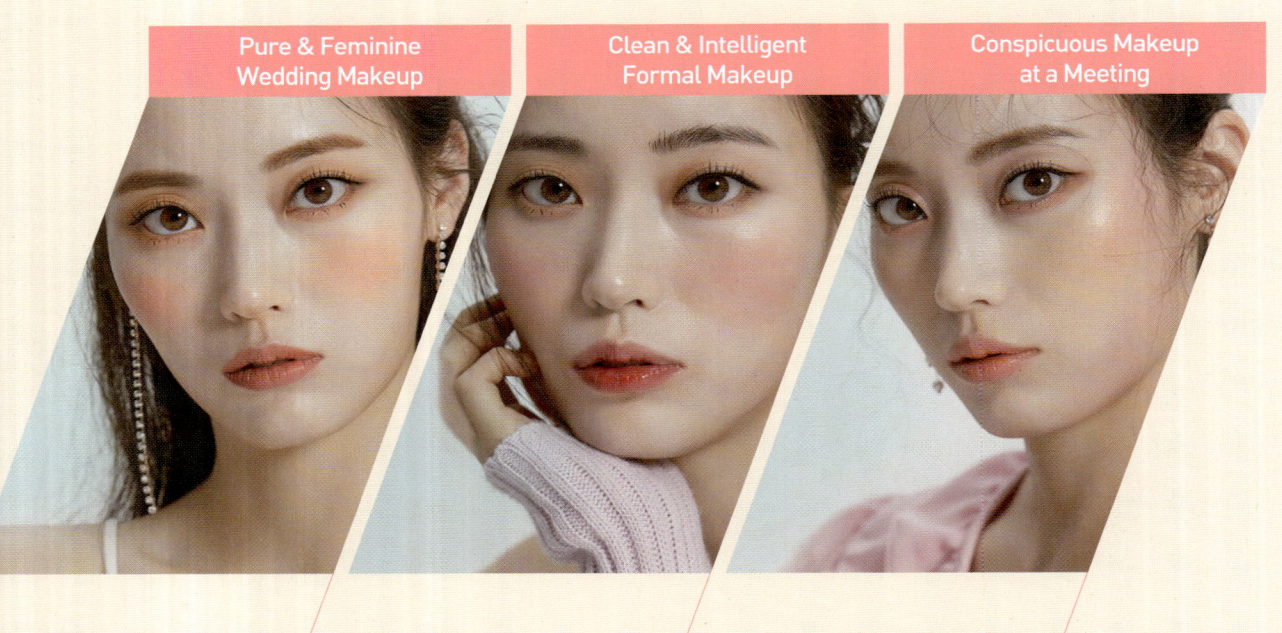

Pure & Feminine
Wedding Makeup

Clean & Intelligent
Formal Makeup

Conspicuous Makeup
at a Meeting

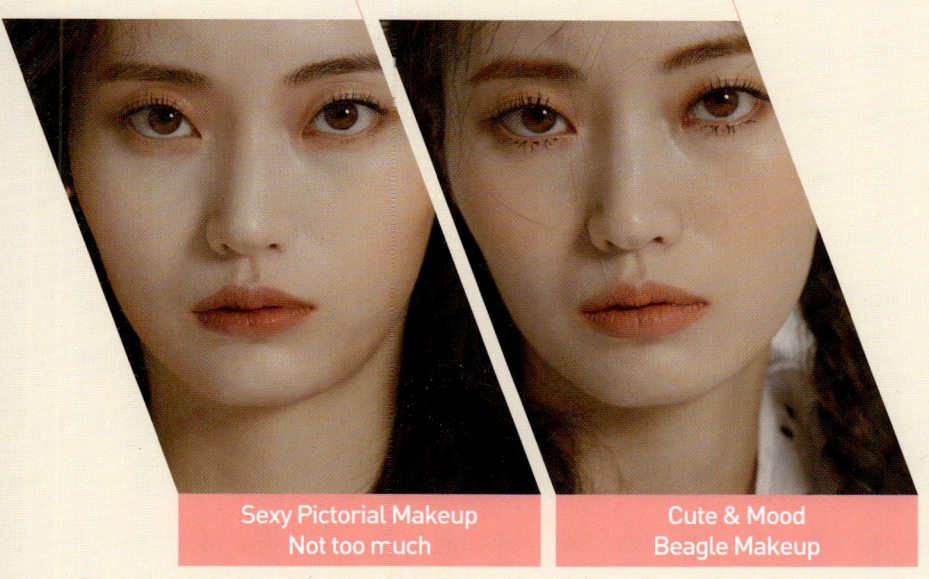

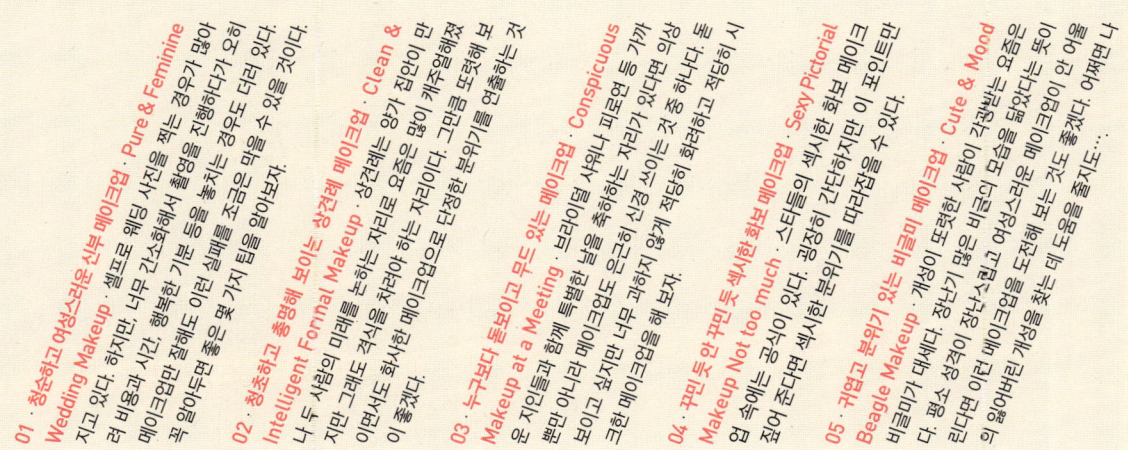

Sexy Pictorial Makeup
Not too much

Cute & Mood
Beagle Makeup

01 · 청순하고 여성스러운 신부 메이크업 · Pure & Feminine Wedding Makeup · 셀프로 웨딩 사진을 찍는 경우가 많아지고 있다. 하지만, 너무 간소하게서 촬영을 진행하다가 오히려 메이크업만 잡해도 이런 낭패를 줄여도 더럭 있다. 꼭 알아두면 좋은 몇 가지 팁만 알아보자.

02 · 청초하고 총명해 보이는 상견례 메이크업 · Clean & Intelligent Formal Makeup · 상견례는 양가 집안이 만나 두 사람의 미래를 논하는 자리로 하는 자리이다. 그만큼 또렷해 보지만 그래도 겨서하 차려야 하는 메이크업없으로 단정한 분위기를 연출하는 것이면서도 화사한 메이크업이 좋겠다.

03 · 누구보다 돋보이고 무드 있는 메이크업 · Conspicuous Makeup at a Meeting · 브라이얼 샤워나 피로연 등 가까운 지인들과 함께 특별한 날을 축하하는 자리가 있다면 이상뿐만 아니라 메이크업도 은근히 신경 쓰이는 것 중 하나다. 돋보이고 묘지만 너무 과하지 않게 화려하고 적당히 시크한 메이크업을 해 보자.

04 · 꾸민 듯 안 꾸민 듯 섹시한 화보 메이크업 · Sexy Pictorial Makeup Not too much · 스타들의 섹시한 화보 메이크업 속에는 공식이 있다. 광장히 간단하지만 이 포인트만 꾸며 준다면 섹시한 분위기를 따라잡을 수 있다.

05 · 귀엽고 분위기 있는 비글미 메이크업 · Cute & Mood Beagle Makeup · 개성이 또렷한 사람이 각광받는 요즘은 비글미가 대세다. 평소 성격이 장난기 많은 비글미 러닭이 장난스럽고 여성스러움을 도전해 보는 것도 좋겠다. 런다면 이런 메이크업에 개성받는 모습을 닮았다는 뜻이의 옳아버린 개성을 찾는 데 도움을 줄지도 모를이다. 어쩌면 나

청순하고 여성스러운 신부 메이크업

Pure & Feminine
Wedding Makeup

셀프로 웨딩 사진을 찍는 경우가 많아지고 있다. 하지만, 너무 간소화해서 촬영을 진행하다가 오히려 비용과 시간, 행복한 기분 등을 놓치는 경우도 더러 있다. 메이크업만 잘해도 이런 실패를 조금은 막을 수 있을 것이다. 꼭 알아두면 좋은 몇 가지 팁을 알아보자.

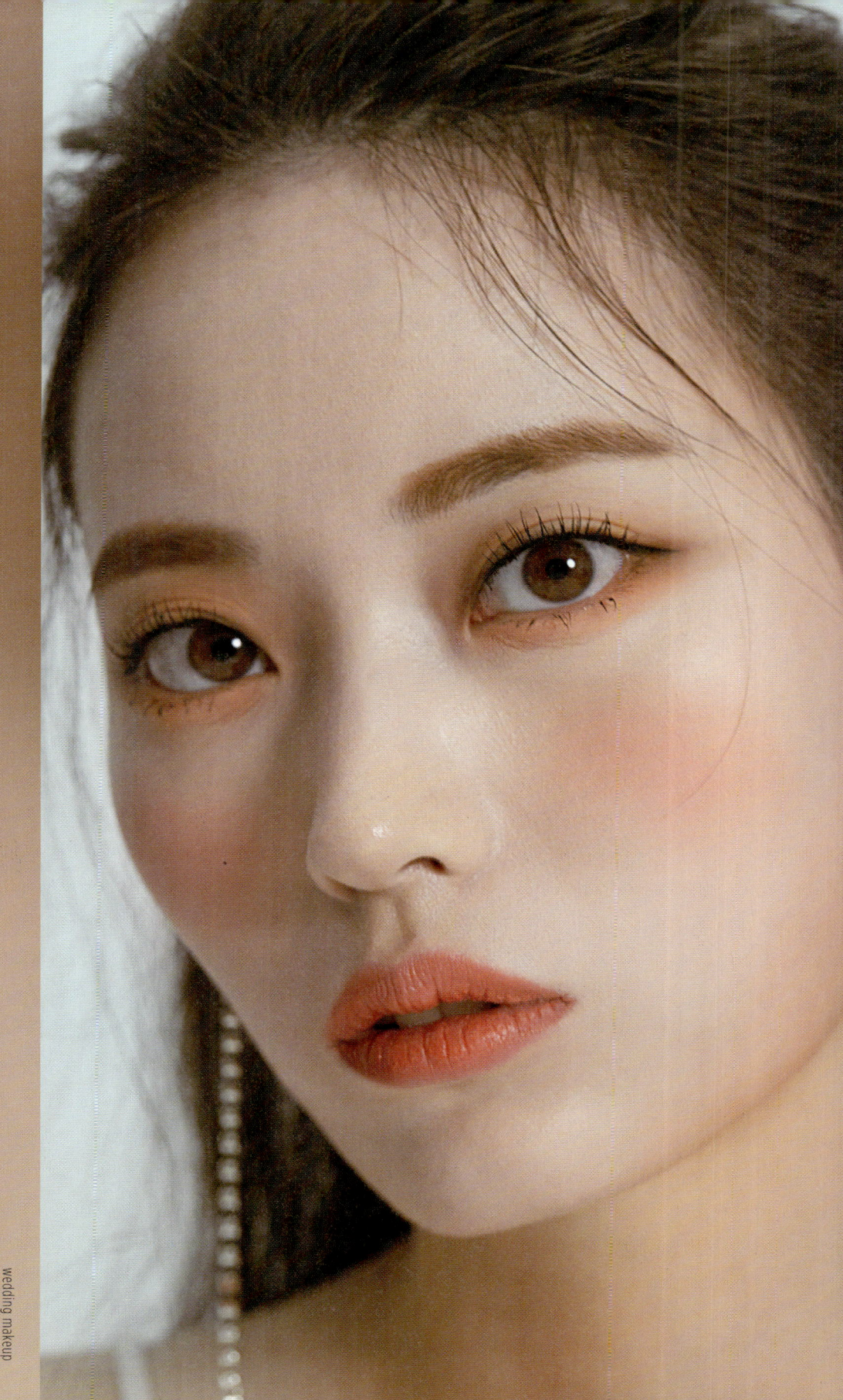

01 커버력이 있고 본인 피부 톤보다 한 톤 밝은 파운데이션을 바르고, 스펀지로 두드려 밀착력을 높여 준다.

참고 하얀 드레스를 입을 것을 감안하여 화사한 피부 표현이 중요하다.

02 파운데이션보다 한 톤 밝은 리퀴드 타입 컨실러로 티존, 애플 존, 턱끝에 발라 하이라이터 효과와 함께 커버력을 높인다.

참고 도톰한 베이스를 해야 장시간 촬영을 견딜 수 있다.

03 유지력이 좋은 크림 타입 블러셔를 발라 화사한 볼을 연출한다.

04 본인의 입술색과 비슷한 코랄색을 자연스럽게 바른다.

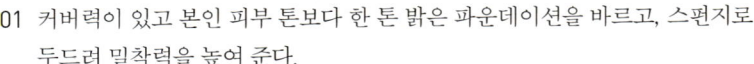

셀프웨딩 메이크업을 위한 포인트
- 웨딩드레스를 고려한 밝은 피부 표현
- 너무 튀지 않는 색감
- 세 보이지 않는 음영 연출로 여성스러운 신부 분위기 연출

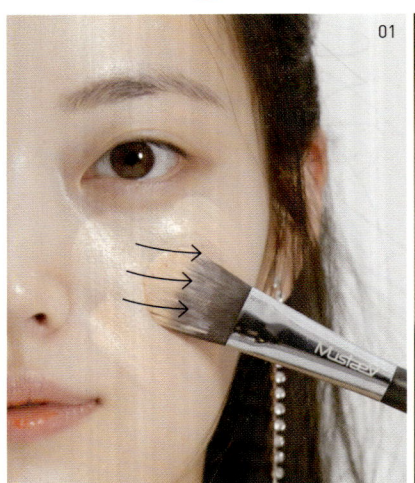

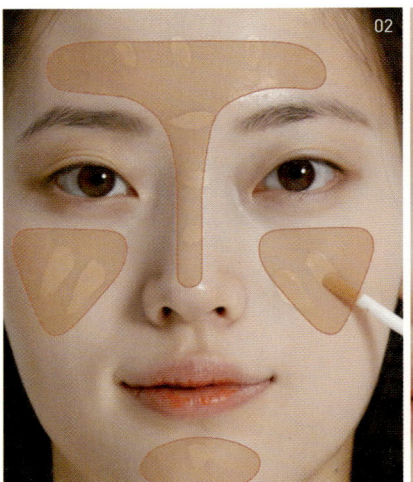

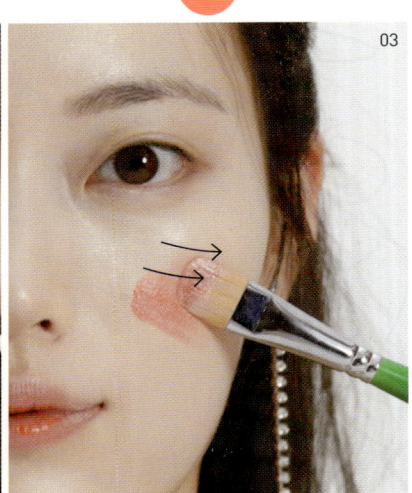

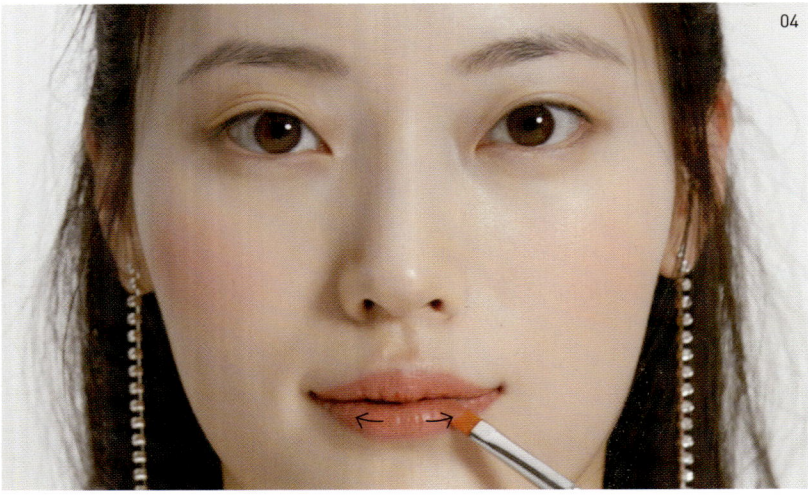

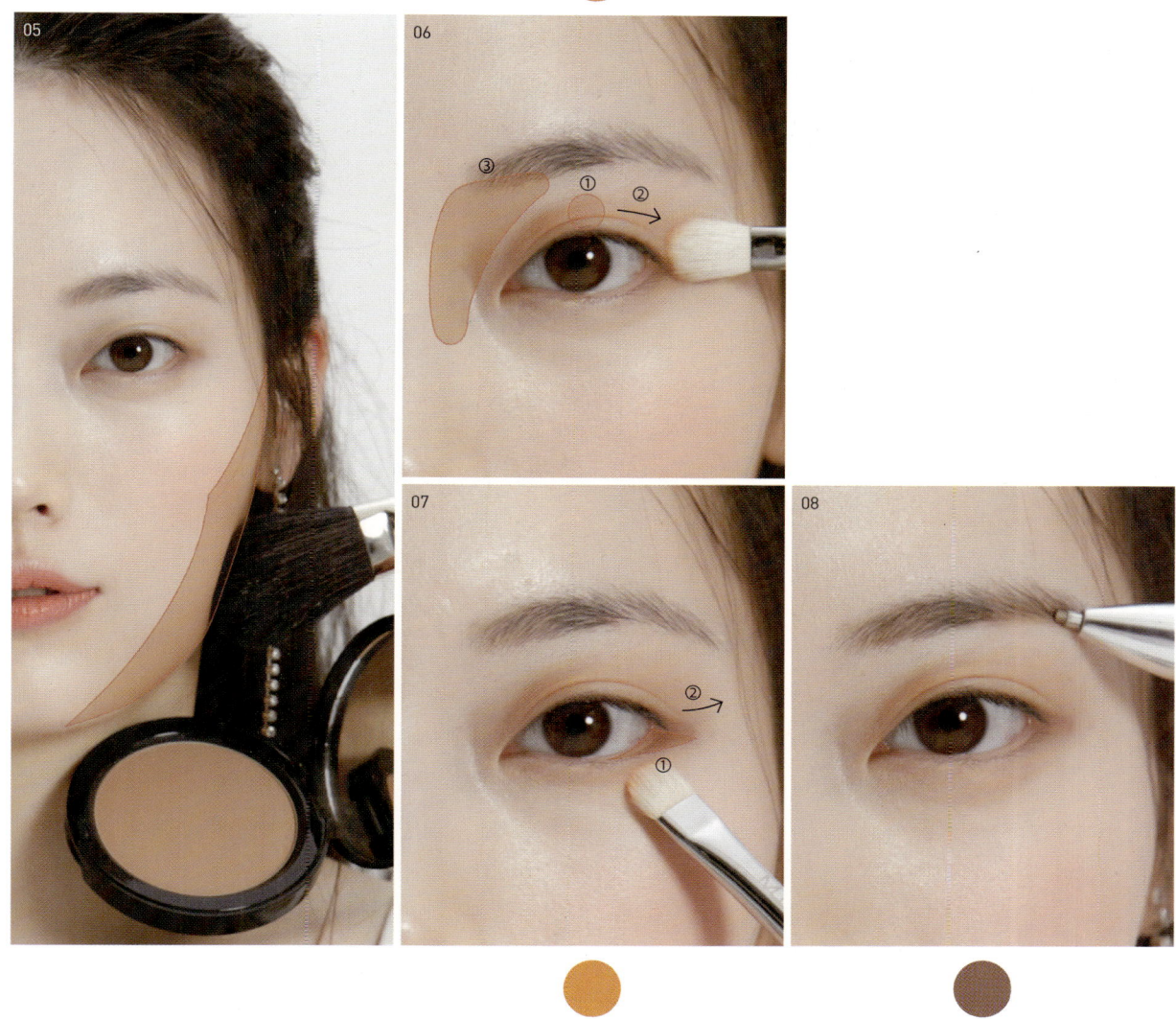

05 셰이딩으로 음영을 넣어 얼굴 윤곽을 살린다.

06 밝은 브라운 컬러로 베이스 섀도를 눈 중앙 → 눈꼬리 → 콧대 순서로 도포
한다.

07 ①삼각 존을 채우고 ②눈꼬리를 길고 시원해 보이게 해야 사진을 촬영했을 때
눈매가 답답해 보이지 않는다.

08 브로우 펜슬로 눈썹 사이사이를 빼곡히 그린다.
참고 촬영용 조명이나 야외 햇살에 반사되어 눈썹이 없는 것처럼 나올 수 있으니 꼼꼼하게 그리
는 것이 좋다. 만약 자신의 눈썹이 짝짝이라면 최대한 대칭으로 교정하되, 처음부터 브로우 펜슬
로 너무 많이 그리지 말고 스크루 브러시와 섀도로 처진 곳은 최대한 올리고 올라간 곳은 최대한
내려 빗고 그래도 채워지지 않는 부분은 펜슬로 살짝 채워 준다. 완벽하지는 않아도 눈썹을 세우
거나 눕히는 연출만으로도 교정될 수 있다.

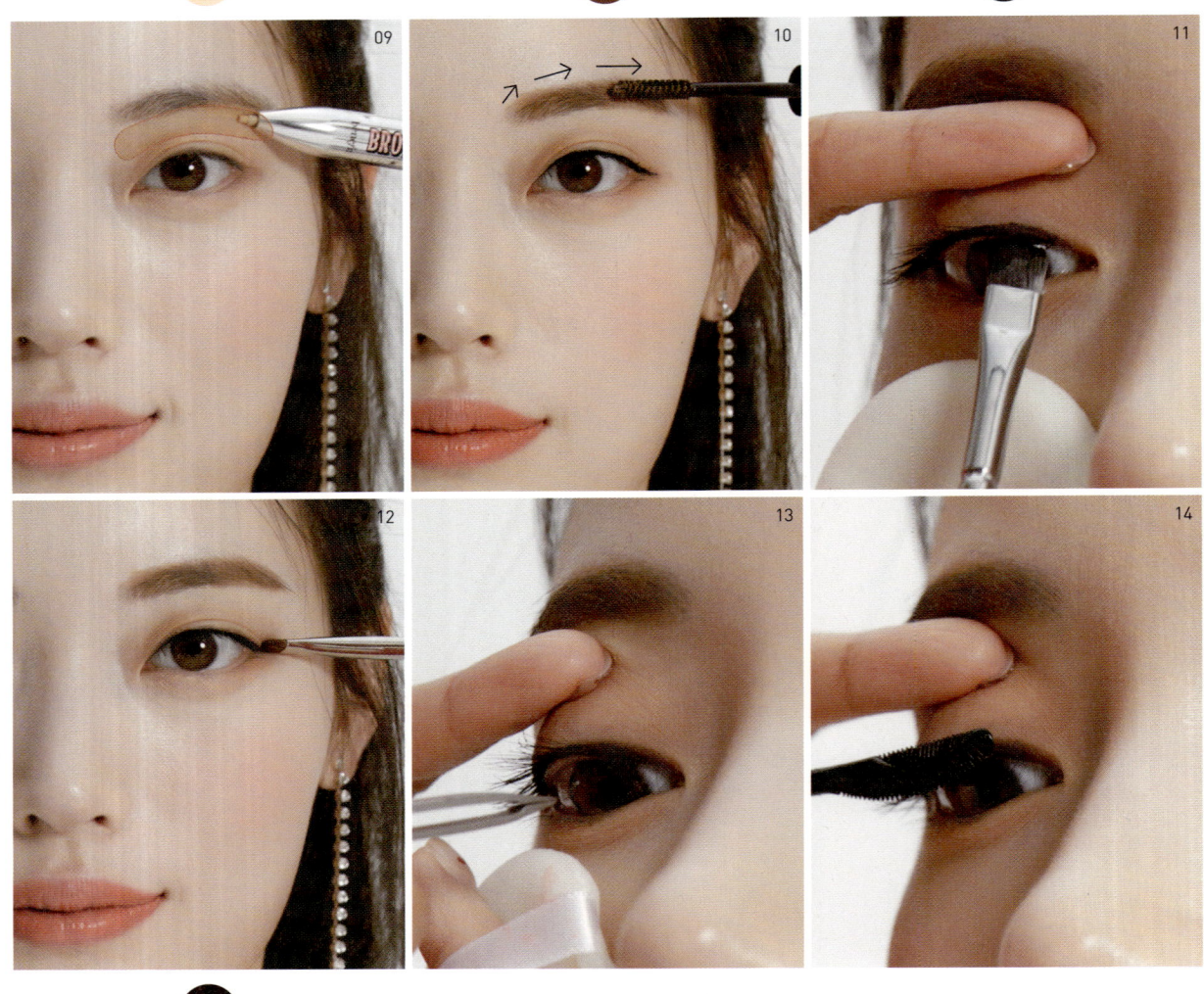

09 밝은 펜슬 컨실러로 눈썹 밑을 밝게 연출하면 눈썹이 더 또렷해지는데 이렇게 하면 사진이 더욱 입체감 있게 나온다.

10 헤어 컬러와 비슷한 마스카라로 부드럽게 연결한다.

11 블랙 리퀴드 아이라이너로 점막을 꼼꼼히 메워 그린다.

12 에스프레소 브라운 섀도로 아이라인을 부드럽게 그러데이션한다.

13 본인 속눈썹보다 1~2mm 긴 한 가닥 속눈썹을 붙여 속눈썹을 길고 풍성하게 연출한다.

14 본인 속눈썹과 붙인 속눈썹을 붙이는 느낌으로 마스카라를 해 준다.

15 나무 막대기 1개를 불로 달궈 속눈썹에 컬링을 넣어 준다. 이 과정이 있어야 컬링을 오랫동안 유지할 수 있다.

참고 이때 나무 막대기가 너무 뜨거우면 속눈썹이 손상될 수 있으니 조금 식혀 사용한다. 속눈썹 파마를 하거나 이 과정을 자주 하는 사람은 속눈썹 에센스를 자주 사용해 주면 좋다.

16 블러셔의 유지력을 높이기 위해 파우더 타입 블러셔를 한 번 더 바르고 색을 밝게 한다.

17 하이라이터로 보송하게 마무리한다.

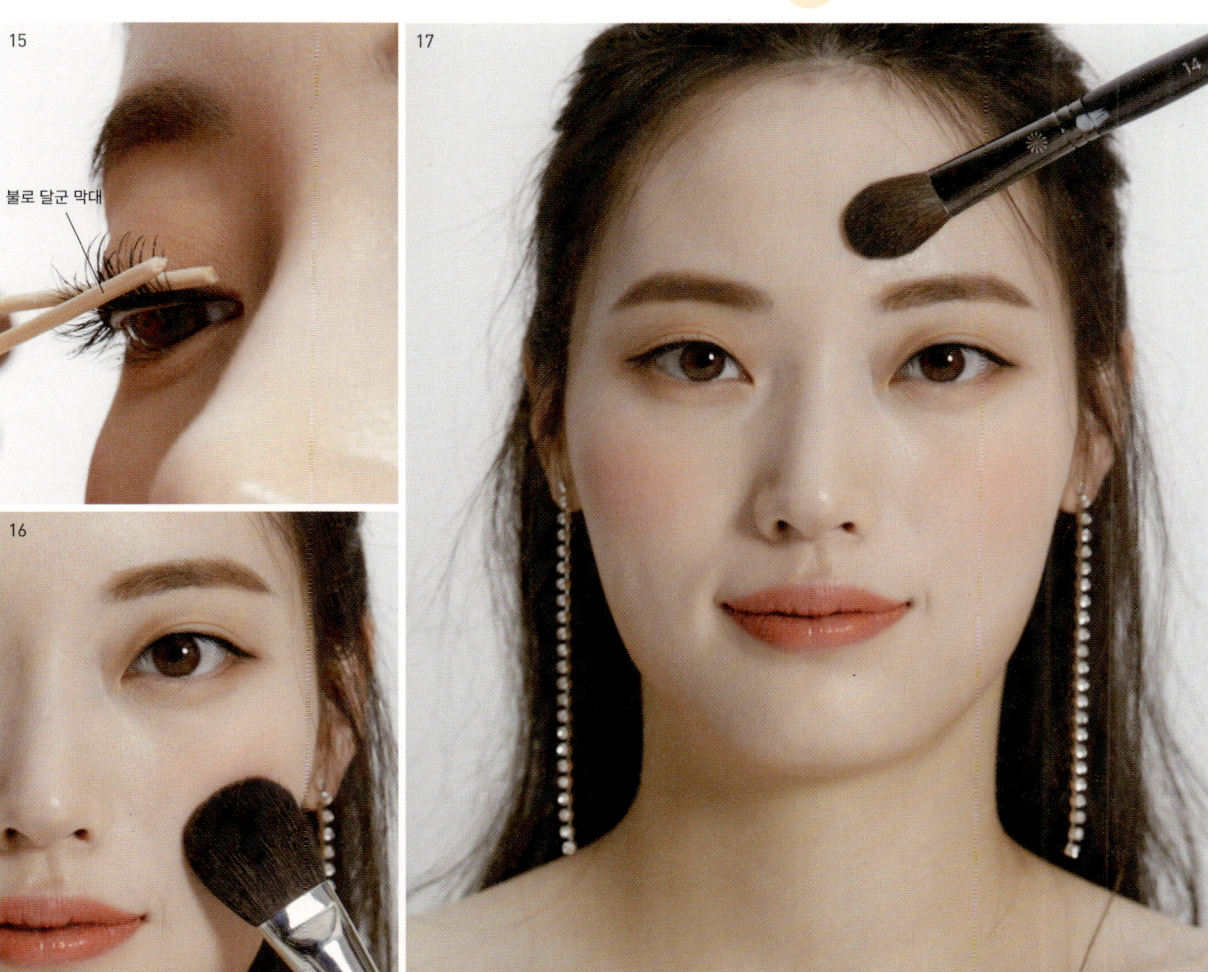

불로 달군 막대

02

Clean & Intelligent
Formal Makeup

청초하고 총명해 보이는 상견례 메이크업

상견례는 양가 집안이 만나 두 사람의 미래를 논하는 자리로 요즘은 많이 캐주얼해졌지만 그래도 격식을 차려야 하는 자리이다. 그만큼 또렷해 보이면서도 화사한 메이크업으로 단정한 분위기를 연출하는 것이 좋겠다.

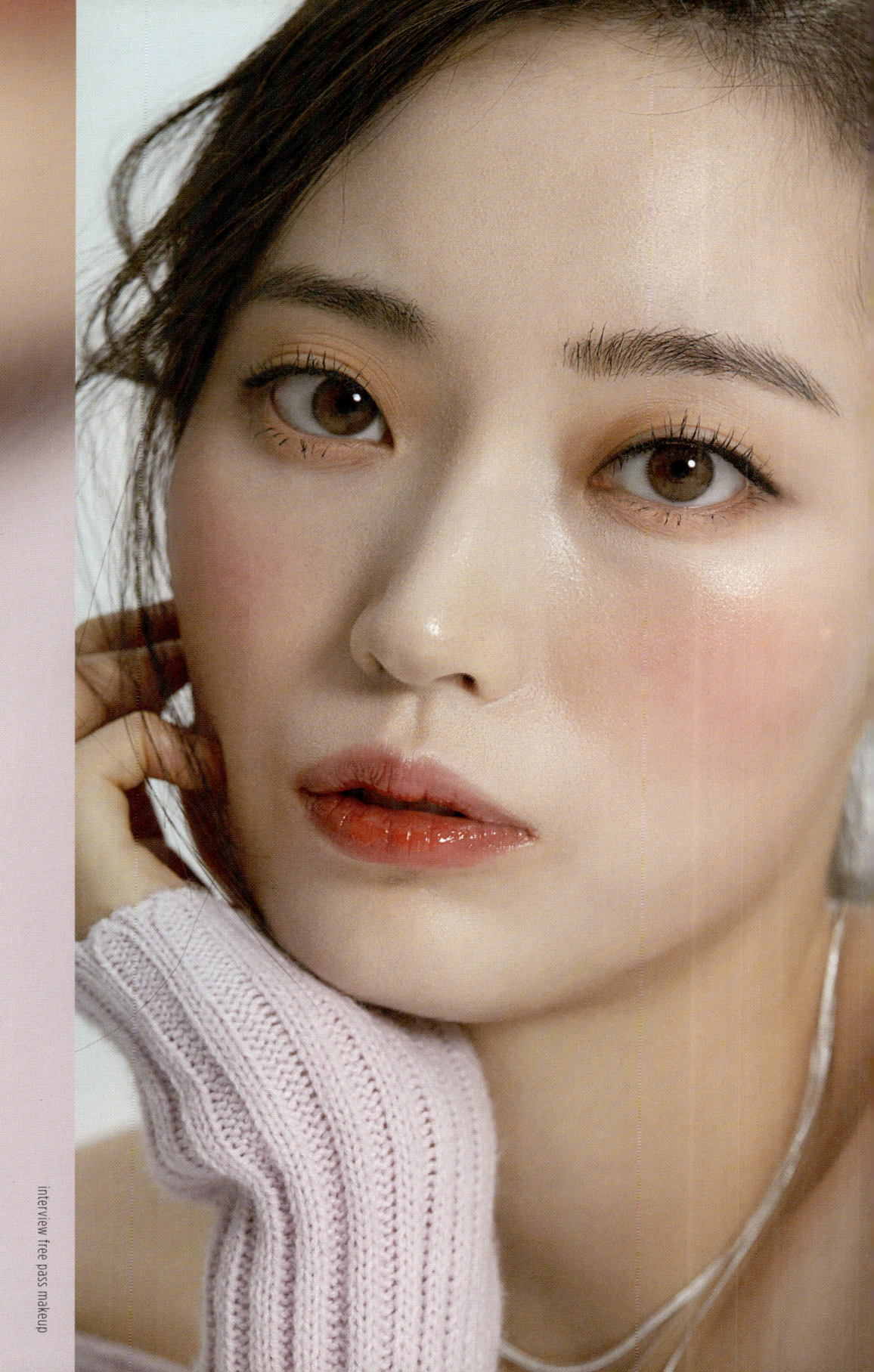

01 본인 피부 톤과 같은 리퀴드 파운데이션을 얇게 바른다. 얇게 여러 번 덧발라야 밀착력 있고 오래가는 피부 표현이 가능하다.

02 섬유질이 내장되어 있는 투명 마스카라로 본인의 눈썹을 숱이 많아 보이게 연출한다.

참고 마스카라 중에 특별히 섬유질이 내장된 제품이 있는데, 이것을 바르면 속눈썹 끝에 섬유질이 달라붙어 속눈썹이 연장되어 보이고 속눈썹과 비슷해서 풍성하고 길어 보이는 속눈썹을 연출하는 데 도움을 준다. 투명 마스카라, 컬러 마스카라에 내장되어 있다.

참고 한 번 바르고 말리고 또 바르면 또 연장되므로 숱이 없는 사람이라면 이 과정을 반복한다.

03 그래도 눈썹에 빈 부분이 있다면 브로우 펜슬로 살짝 채워 준다.

상견례 메이크업을 위한 포인트

- 본인의 눈썹, 속눈썹의 결을 최대한 살려 원래 타고난 이목구비처럼 연출
- 투명하고 촉촉해 보이는 볼과 입술 연출
- 전체적으로 깔끔해 보이는 메이크업

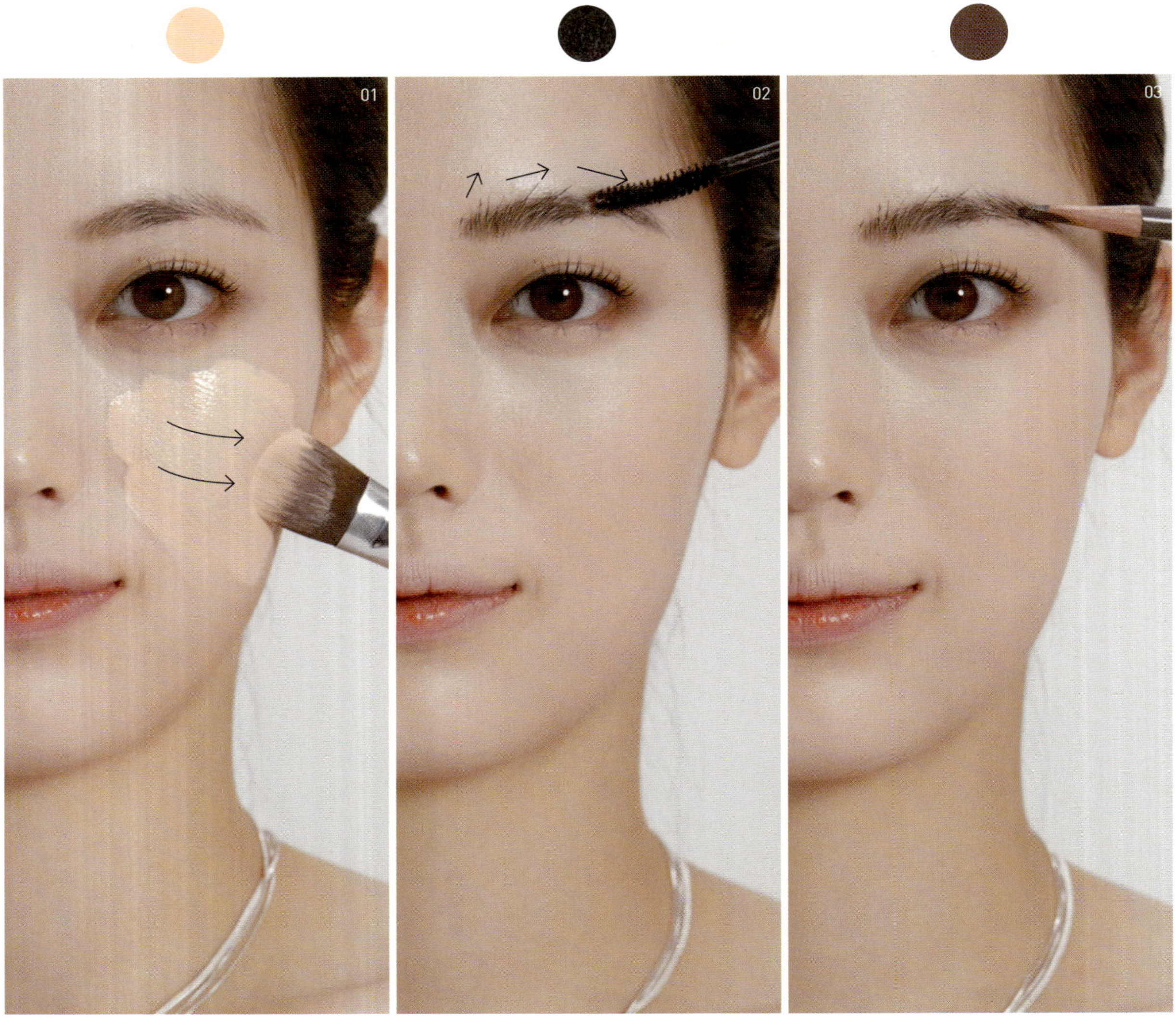

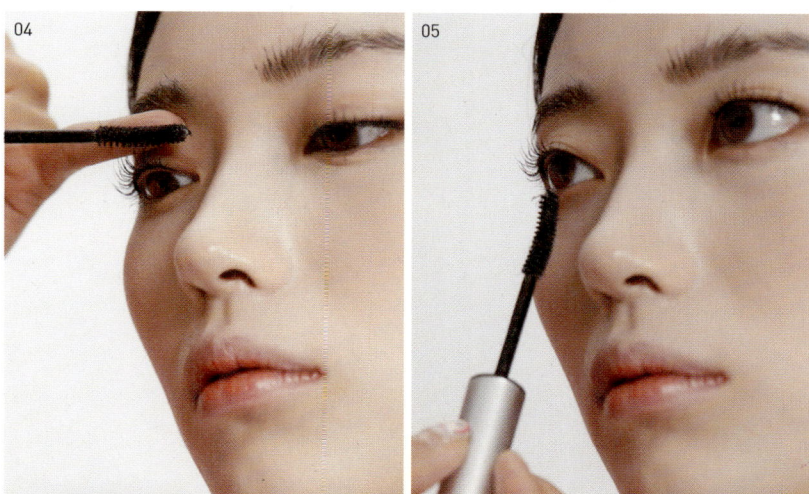

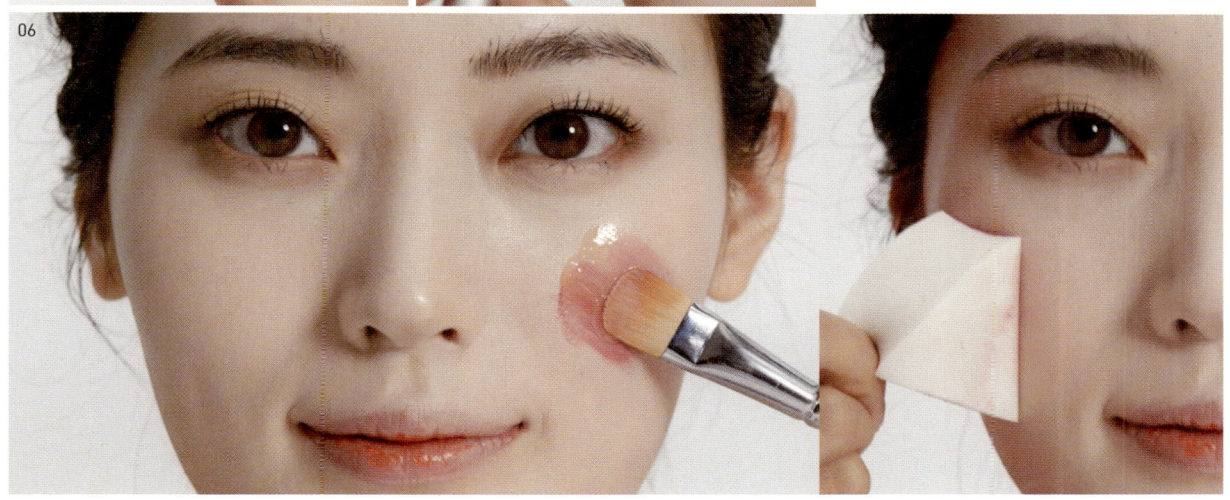

04 위 속눈썹도 바르고 말리는 과정을 반복해 연장시켜 준다.

05 아래 속눈썹은 살짝만 연장시킨다.

06 크림 타입 블러셔와 촉촉한 수분 크림을 섞어 바르고 스펀지로 두드리며 자
    연스럽게 윤기 나는 볼을 연출한다.

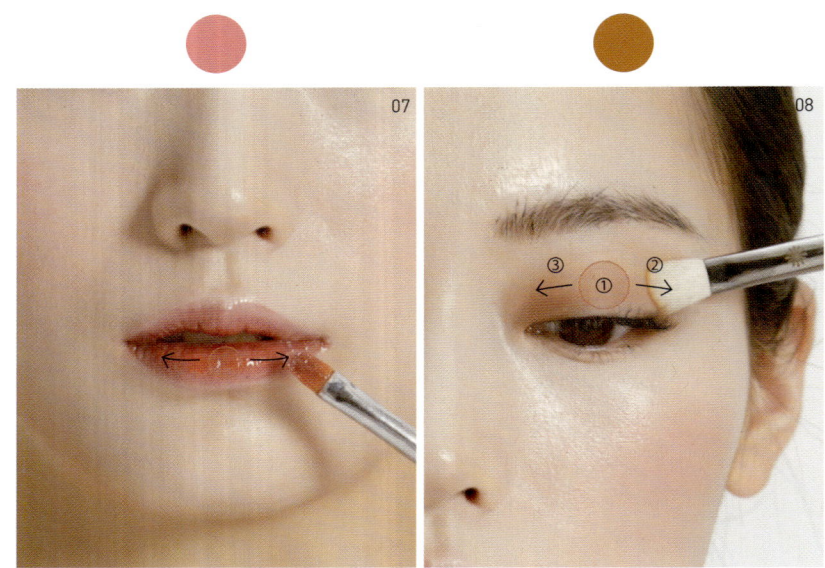

07 안쪽에만 살짝 붉은 립글로스를 바른다.

08 눈두덩에만 카멜색 섀도로 살짝 음영을 넣는다.

09 자연스럽게 셰이딩을 넣는다.

10 젤 타입의 블랙 아이라이너로 눈꼬리만 살짝 그린다.
   참고 더욱 또렷해 보이고 싶다면 점막을 채운다.

11 나무 막대를 불로 달궈 속눈썹에 컬을 살짝 넣으면서 가지런히 정돈한다.

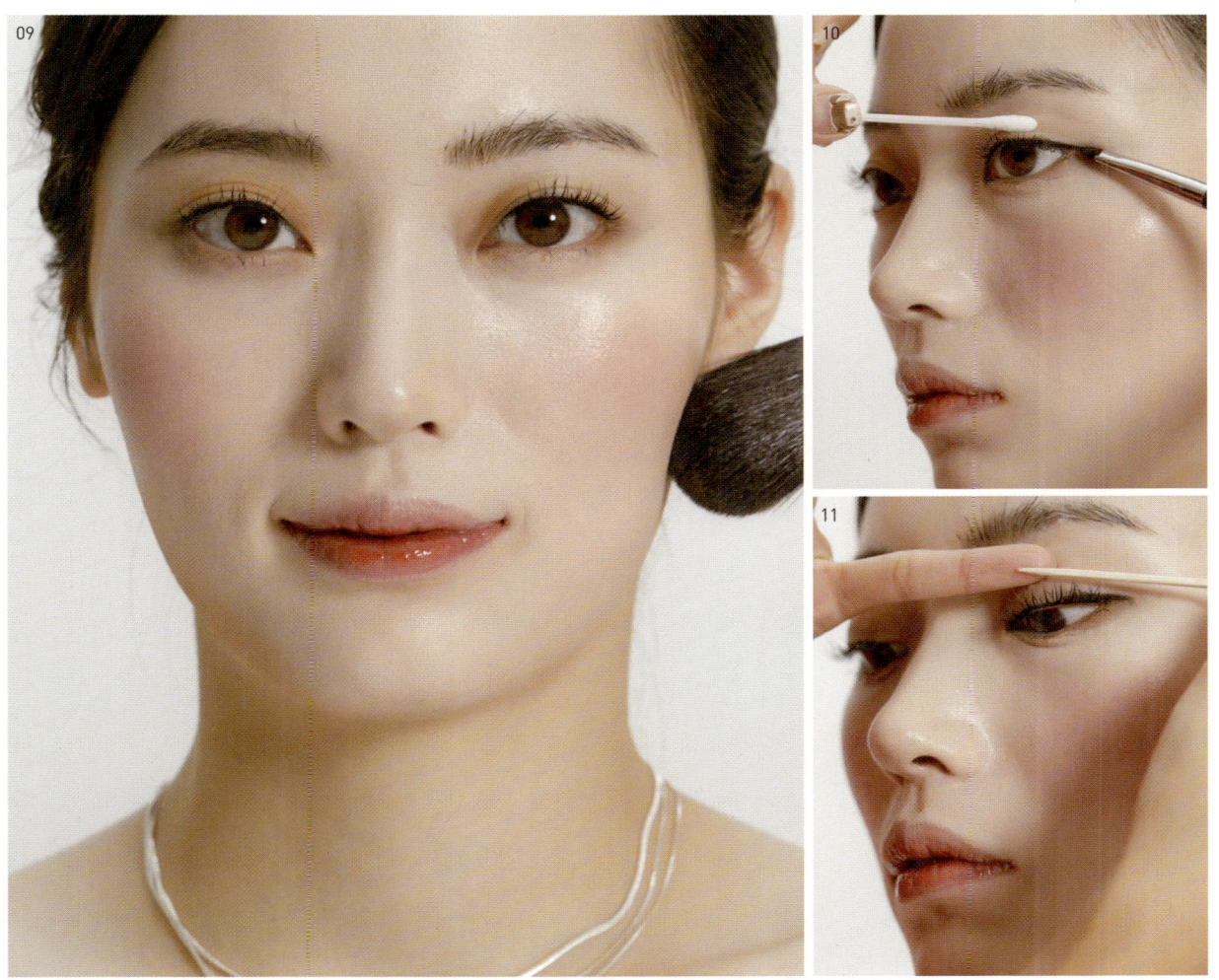

03

Conspicuous Makeup
at a Meeting

누구보다 돈보이고 무드 있는 메이크업

브라이덜 샤워나 피로연 등 가까운 지인들과 함께 특별한 날을 축하하는 자리가 있다면 의상뿐만 아니라 메이크업도 은근히 신경 쓰이는 것 중 하나다. 돈보이고 싶지만 너무 과하지 않게 적당히 화려하고 적당히 시크한 메이크업을 해 보자.

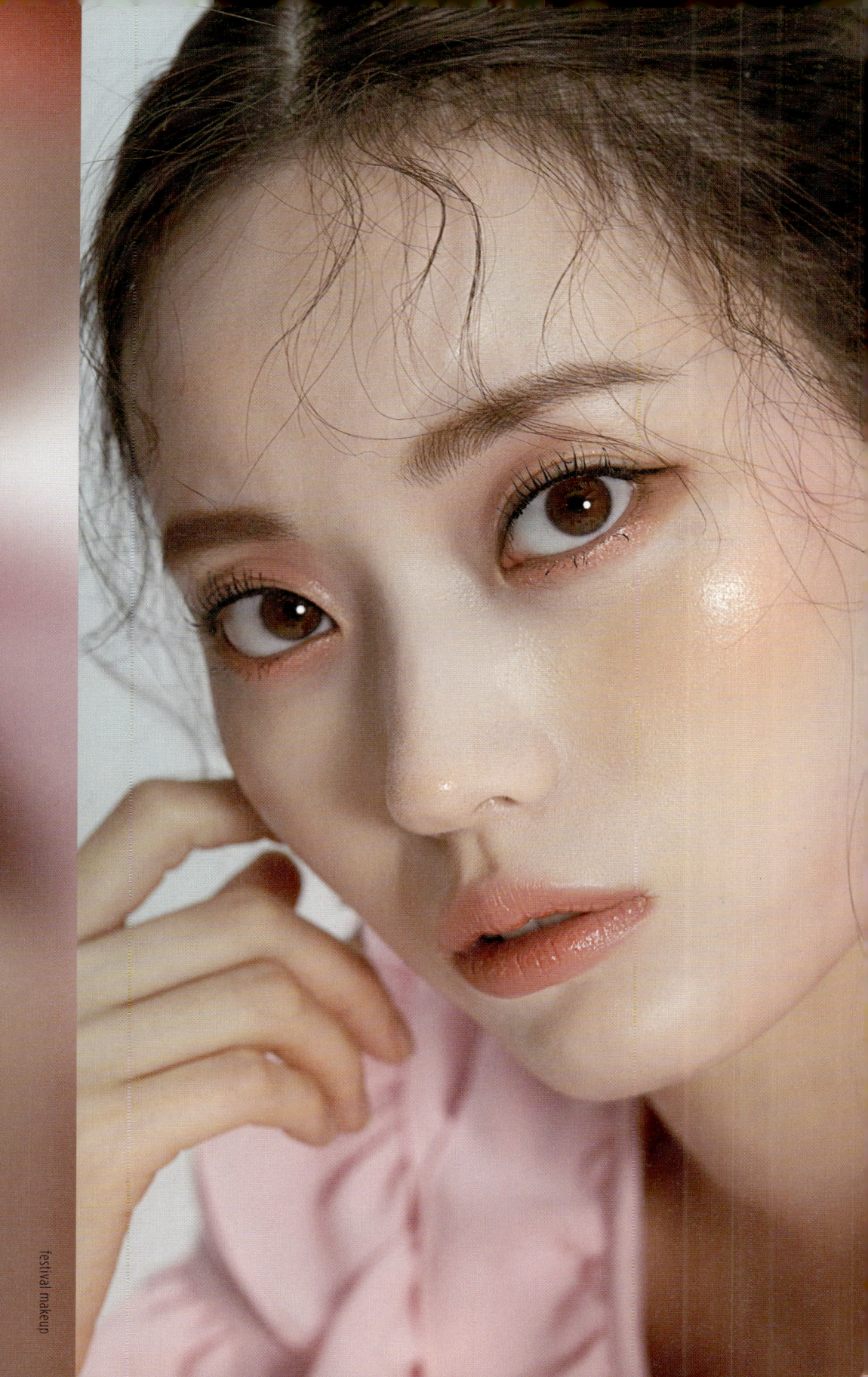

01 커버력이 좋고 피부 톤과 비슷한 파운데이션을 얇게 바르고 스펀지로 두드린다.

참고 스파츌러로 얇게 바르고 스펀지로 두드리는 방법으로 여러 번 덧바르면 밀착력을 더욱 높일 수 있다. 스파츌러는 깔끔하고 남기는 양 없이 사용하기 좋다.

02 입을 의상과 잘 어울리는 색을 골라 립 컬러를 바른다.

참고 화려한 핑크색을 입어 차분한 누드톤의 립을 선택했다. 너무 과하지 않은 색이 좋다.

03 미세한 골드펄이 들어 있는 핑크 블러셔로 광대를 감싸면서 셰이딩한다. 미세한 골드펄이 조명에서 은은히 빛나 돋보이게 한다.

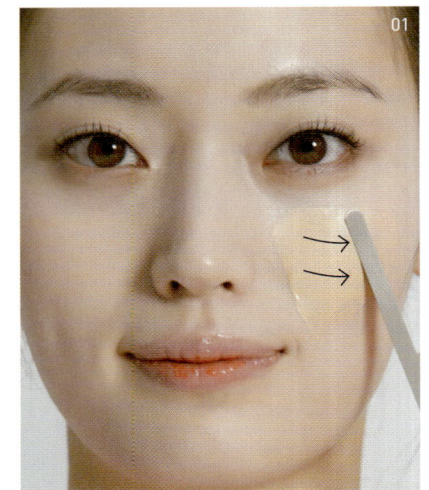

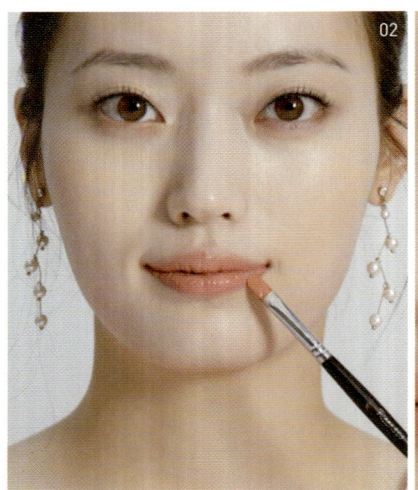
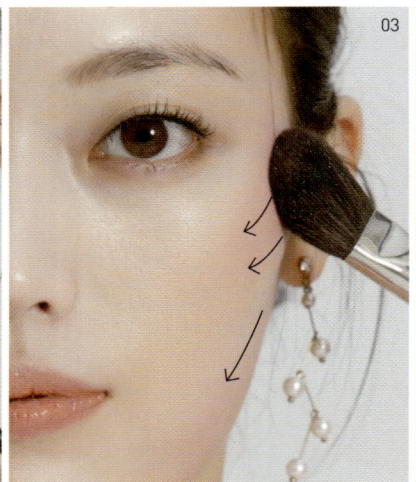
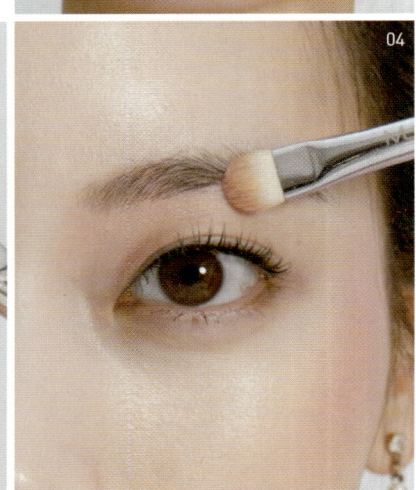

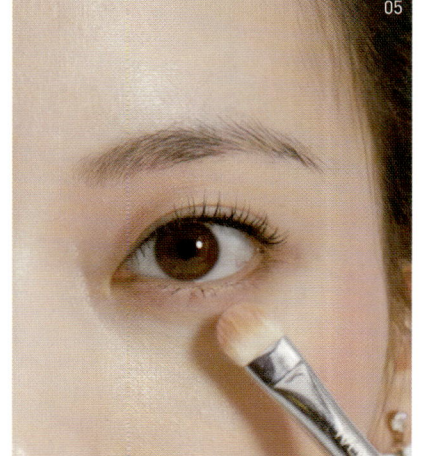

04 눈두덩에도 같은 컬러로 은은하게 음영감을 연출한다.

05 언더 애교 살에도 발라 입체감을 연출한다.

무드 있는 메이크업을 위한 포인트
- 펄이 섞인 블러셔 제품을 광대와 눈매에 사용해 어떤 조명에서도 은은하게 빛나는 이목구비 연출
- 전체적으로 화려하지만 차분한 립 컬러 선택으로 과해 보이지 않게 연출
- 섬유질이 들어 있는 블랙 마스카라로 꼼꼼한 속눈썹 연출

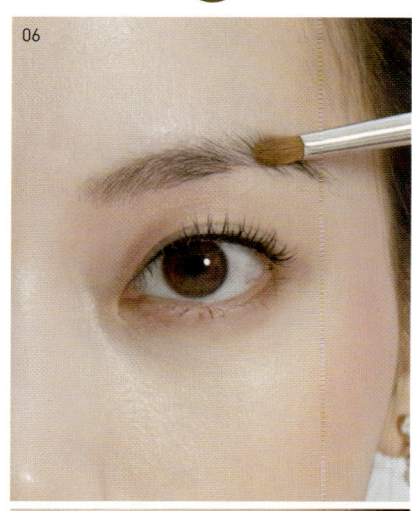

06 브라운 섀도로 눈썹 사이사이를 채운다.

07 라인은 본인이 원하는 눈매 모양대로 그려 뒤로 길게 그린다.

08 섬유질이 내장되어 있는 블랙 마스카라로 속눈썹을 꼼꼼히 바른다.

09 컬링을 오래 유지하기 위해 나무 막대를 불로 달궈 속눈썹의 컬을 잡아 준다.

10 언더 속눈썹까지 꼼꼼히 발라 화려한 속눈썹을 연출한다.

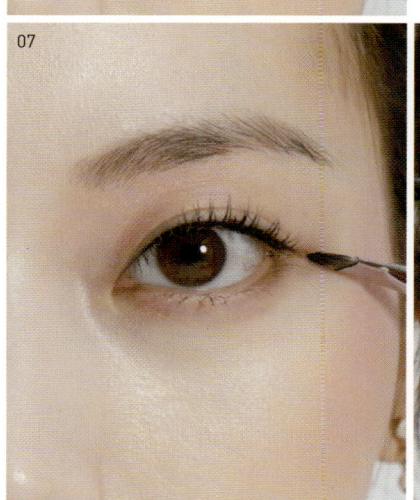

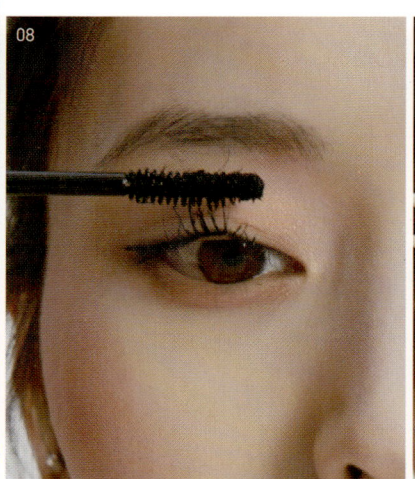

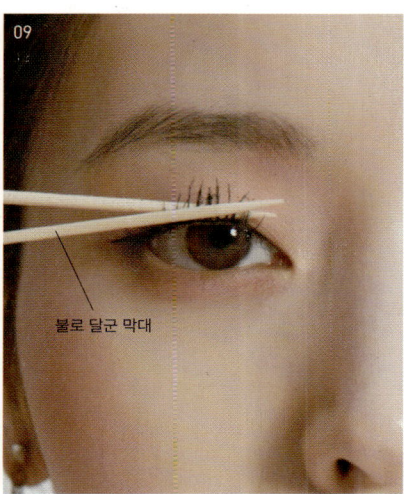

불로 달군 막대

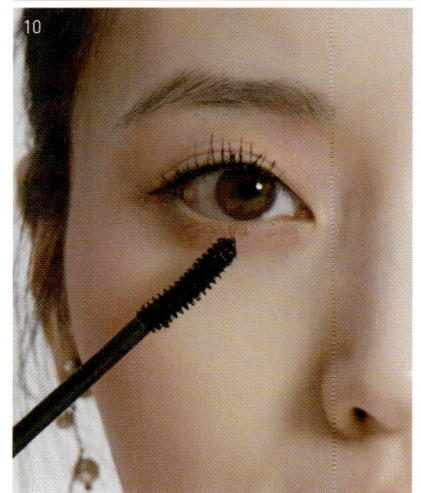

04

꾸민 듯 안 꾸민 듯

섹시한 화보 메이크업

Sexy Pictorial Makeup
Not too much

스타들의 섹시한 화보 메이크업 속에는 공식이 있다. 굉장히 간단하지만 이 포인트만 짚어 준다면 섹시한 분위기를 따라잡을 수 있다.

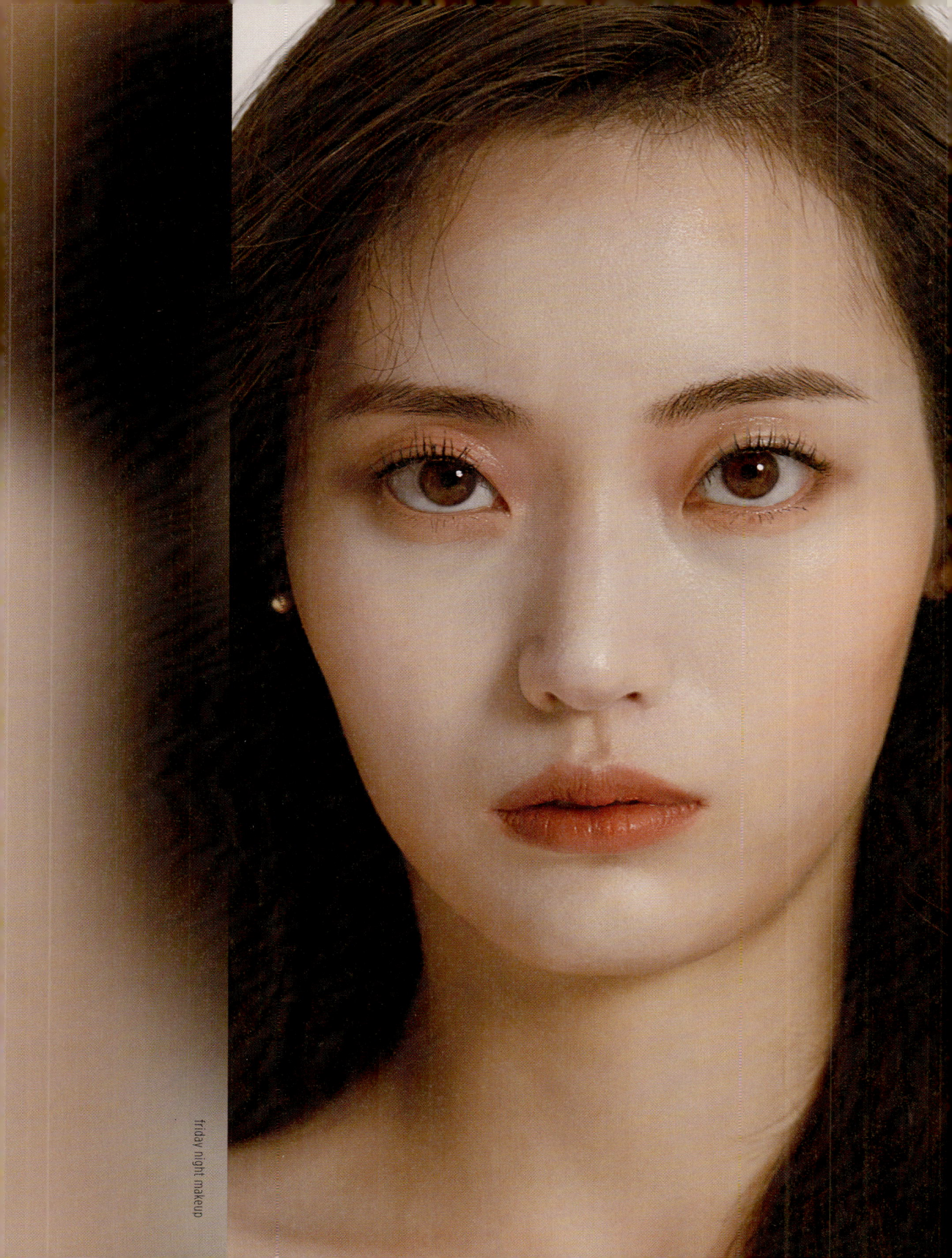

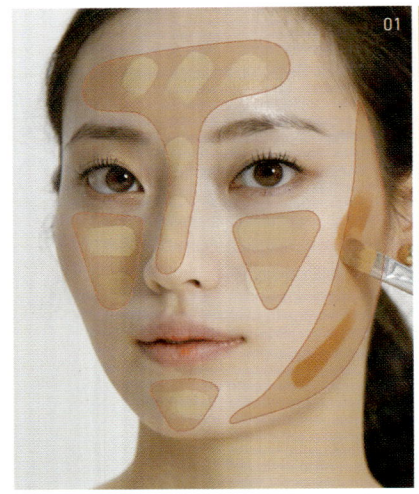
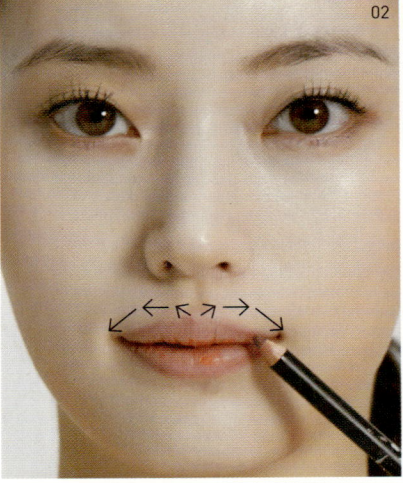
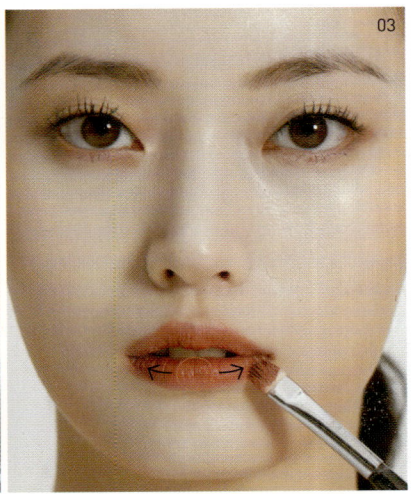
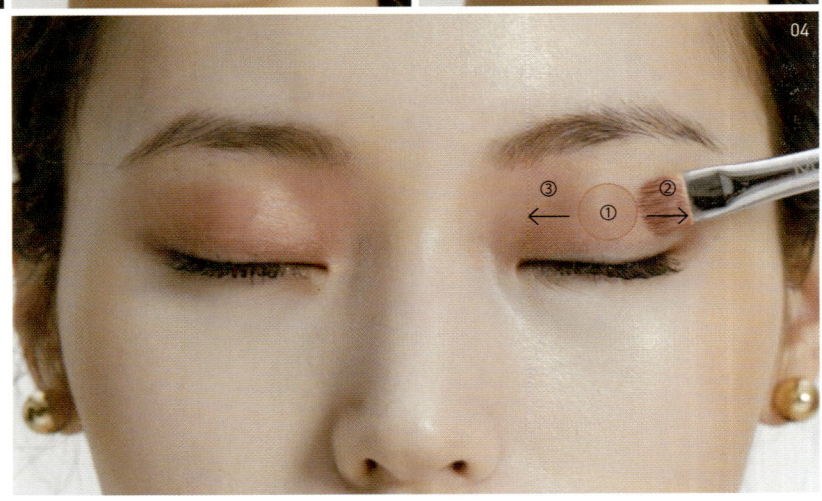

01 사진에 잘 나오기 위해 크림 타입 파운데이션으로 베이스 메이크업을 한다. 한 톤 밝은 컨실러로 티존을 밝혀 주고, 어두운 베이지 컬러로 셰이딩을 넣어 베이스 단계에서부터 음영을 넣어 준다.

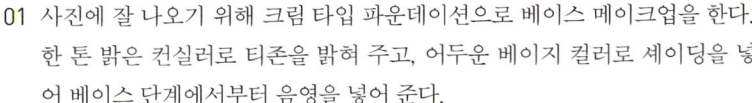 스펀지로 두드릴 때는 색깔 별로 서로 다른 면을 사용한다.

02 본인 립 컬러보다 반 톤 어두운 립 라이너로 입술 외곽을 내 입술보다 더 도톰하게 바깥쪽으로 그린다.

03 립 제품을 섀도 브러시로 발라 자연스럽게 그러데이션한다.

04 브러시에 남은 양의 립 제품을 눈두덩에 살짝 바른다. 립 제품으로 바르는 것이 부담스럽다면 브라운 섀도를 사용해도 되지만 여기서는 글로시하게 연출하기 위해 립을 사용한다.

섹시 화보 메이크업을 위한 포인트
- 베이스 단계부터 확실한 음영으로 윤곽이 뚜렷한 컨투어링 피부 표현
- 음영만 넣고 라인과 속눈썹은 생략해 꾸미지 않은 듯하지만 그윽하고 섹시한 아이 메이크업
- 섬유질이 들어 있는 마스카라로 눈썹 결 강조

05 투명 글로스를 얹어 눈두덩을 촉촉하게 연출한다.

06 스크루 브러시로 눈썹을 결대로 고르게 빗어 준다.

07 눈썹 사이사이를 촘촘하게 그린다.
참고 평소에 본인에게 가장 어울릴 만한 브라운색의 펜슬은 한 ㅈ·루쯤 가지고 있으면 좋다.

08 섬유질이 들어 있는 블랙 마스카라로 눈썹을 한 올 한 올 연장시켜 강조한다.

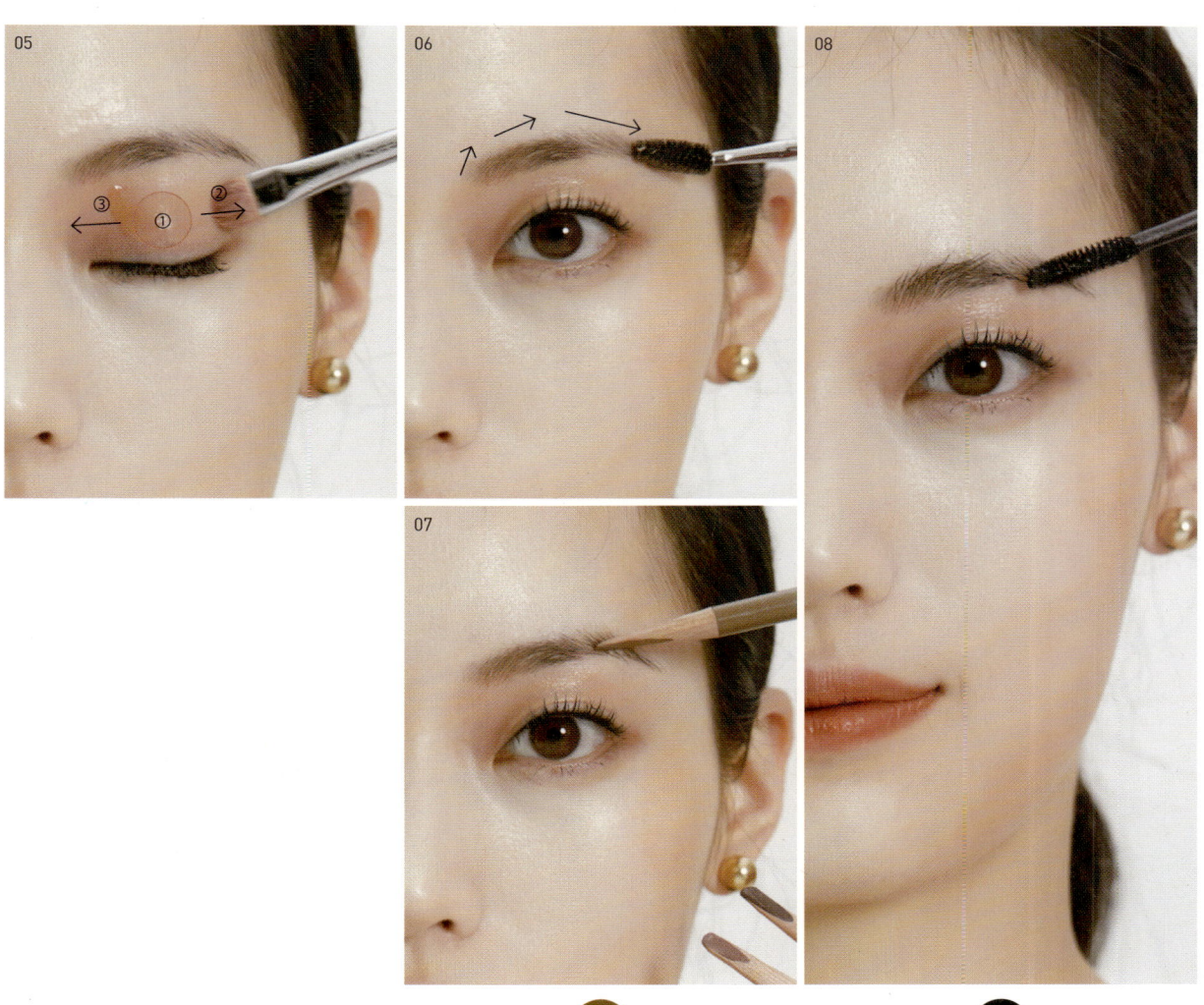

Cute & Mood
Beagle Makeup

05

귀엽고 분위기 있는 비글미 메이크업

개성이 또렷한 사람이 각광받는 요즘은 비글미가 대세다. 장난기 많은 비글의 모습을 닮았다는 뜻이다. 평소 성격이 장난스럽고 여성스러운 메이크업이 안 어울린다면 이런 메이크업을 도전해 보는 것도 좋겠다. 어쩌면 나의 잃어버린 개성을 찾는 데 도움을 줄지도….

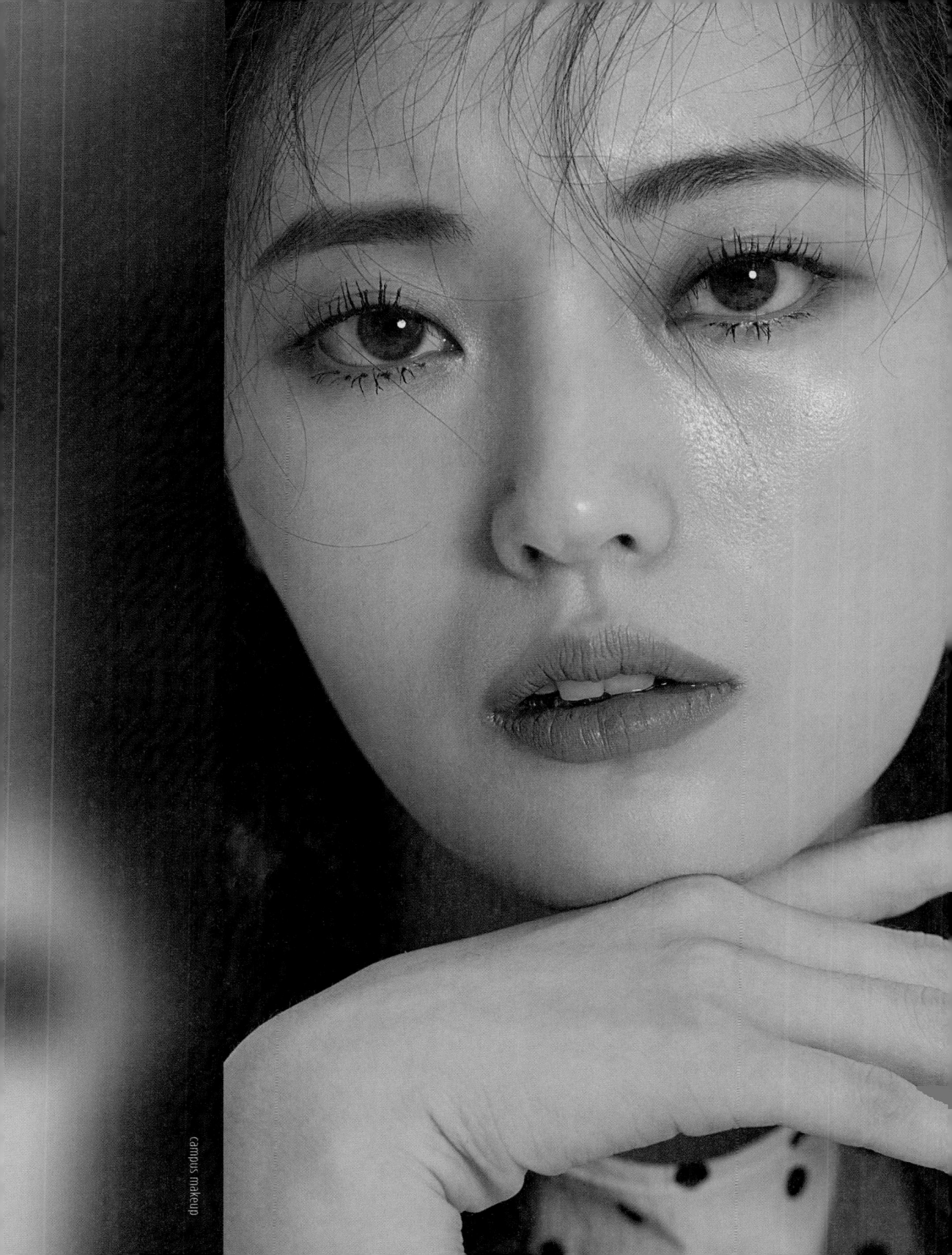

01 투명한 피부 표현이 용이한 쿠션으로 피부 톤을 정리한다.

02 얼굴 외곽에 셰이딩을 넣어 얼굴 라인을 정리한다.

03 아이브로우 펜슬로 눈썹을 한 올 한 올 그리듯 연출한다.

04 스크루 브러시로 빗어 펜슬의 경계를 살짝 없애 준다.

05 브라운 아이라이너로 언더 속눈썹 사이에 점을 3개 찍어 준다.

06 아이라이너로 눈꼬리만 살짝 그린다.

참고 또렷한 눈매를 원하면 점막을 꼼꼼히 메운다.

비글미 가득한 메이크업을 위한 포인트

- 언더 속눈썹을 강조해서 장난스러운 분위기 연출
- 투명한 피부 화장
- 과감히 생략한 음영 표현

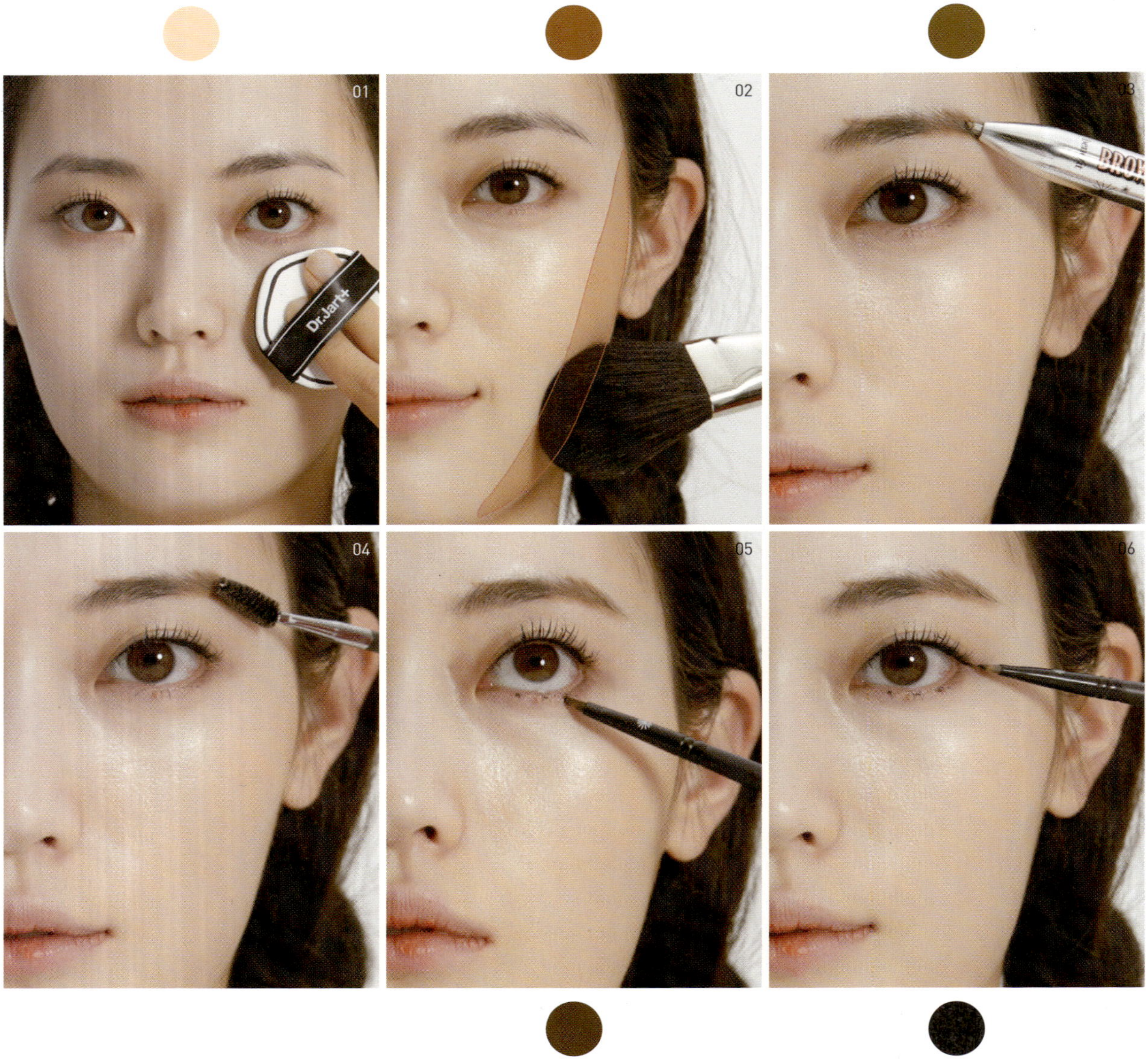

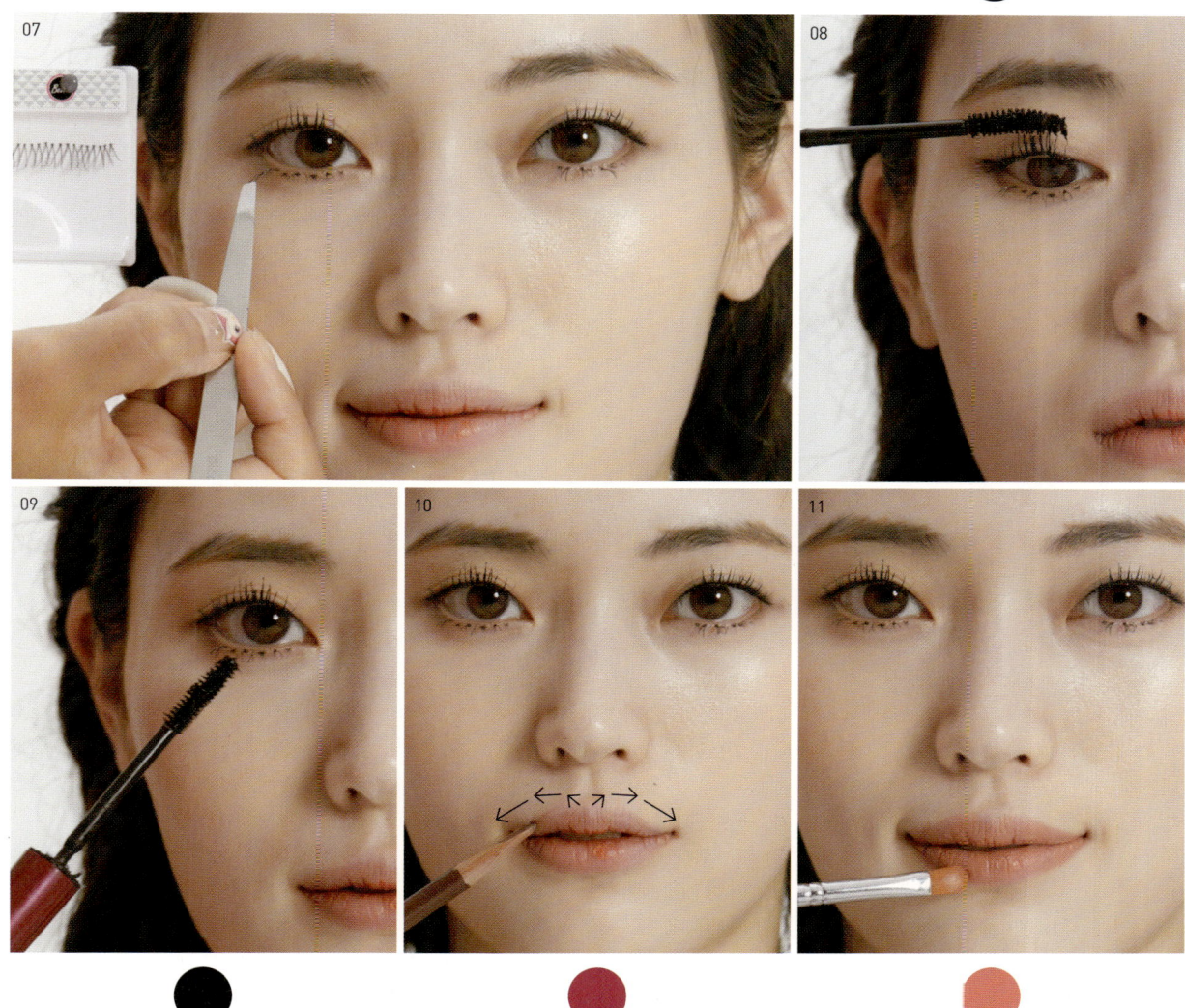

07 언더에 미리 그려 놓은 점 사이사이에 한 가닥 속눈썹을 하나씩 3~4개 정도 붙인다.

08 섬유질이 내장되어 있는 블랙 마스카라로 꼼꼼히 바른다.

참고 위 속눈썹은 붙여도 되고 안 붙여도 되는데, 아래 속눈썹을 길게 연출했기 때문에 여기서는 속눈썹은 붙이지 않고 마스카라만 사용했다.

09 언더도 꼼꼼히 발라 준다. 너무 뭉치지 않게 바르는 것이 포인트!

10 립 라인을 아웃커브로 그려 준다.

참고 립 컬러와 비슷한 컬러의 브로우 펜슬이 있다면 브로우 펜슬을 사용해도 좋다. 오히려 립 라이너보다 연한 발색으로 자연스럽게 그려진다.

11 본인이 바르고 싶은 립 컬러를 꽉 채워 바른다. 여기서는 밝은 코랄을 사용했다.

함께 작업해주셔서 감사합니다

Photo 한온유 @onyoo1

Hair 소아 @sos_ssoaaa

Model 공수아 @midoricoo
손민지 @s.ming_g
신윤아 @yoonahh_
조유정 @uz_zo
김정아 @94_j.a